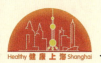

上海市健康科普专项计划（项目编号JKKPZX-2024-B03）

"主动健康 肺同寻常"
胸部重大慢病的全流程心肺护航科普系列工程

胸部重大慢病科普丛书

肺结节科普问答

刘士远 ● 主审　　范 丽 ● 主编

复旦大学出版社

感谢海军军医大学第二附属医院（上海长征医院）科普人才扶持计划领征人才项目、中华医学会放射学分会青年学组对本系列丛书出版的大力支持

编委会

主　审　刘士远

主　编　范　丽

副主编　杨文洁　夏　艺

编　委（按姓氏拼音排序）

陈　伟　昆明医科大学第一附属医院
陈　杨　海军军医大学第二附属医院
范　丽　海军军医大学第二附属医院
弓　静　海军军医大学第一附属医院
龚　敬　复旦大学附属肿瘤医院
管　宇　海军军医大学第二附属医院
郭　钒　空军军医大学第一附属医院
贺　琦　海军军医大学第二附属医院
黄子星　四川大学华西医院
姜　松　海军军医大学第二附属医院
李丹燕　南京大学医学院附属鼓楼医院
李　琼　中山大学肿瘤防治中心
李小虎　安徽医科大学第一附属医院
刘　衡　遵义医科大学附属医院
刘士远　海军军医大学第二附属医院
秦　乐　上海交通大学医学院附属瑞金医院

沈爱军	同济大学附属同济医院	
唐春香	东部战区总医院	
唐　华	海军军医大学第二附属医院	
涂云婷	海军军医大学第二附属医院	
王　祥	海军军医大学第二附属医院	
王湘芸	海军军医大学第二附属医院	
望　云	海军军医大学第二附属医院	
夏　艺	海军军医大学第二附属医院	
辛小燕	南京大学医学院附属鼓楼医院	
徐丽莹	武汉大学中南医院	
杨文洁	上海交通大学医学院附属瑞金医院	
叶晓丹	复旦大学附属中山医院	
尹　喜	石河子大学第一附属医院	
岳小强	海军军医大学第二附属医院	
臧嘉捷	上海市疾病预防控制中心	
张立娜	中国医科大学附属第四医院	
张　璋	天津医科大学总医院	
赵　磊	内蒙古医科大学附属医院	
周舒畅	华中科技大学同济医学院附属同济医院	
周秀秀	海军军医大学第二附属医院	
邹　勤	海军军医大学第二附属医院	

绘　图　戈凯汝　西门子医疗系统有限公司

序

随着低剂量计算机断层扫描（low-dose computed tomography，LDCT）的广泛应用和公众健康意识的提高，越来越多肺结节被早期发现。肺结节通常是指直径<3厘米的局灶性、类圆形、密度增高的肺部病变。国际知名的肺癌筛查研究表明LDCT对肺癌高危人群进行筛查可分别降低男性26%和女性39%～61%的肺癌相关死亡率。

肺癌是世界上发生率和死亡率最高的癌症之一，肺癌早期主要表现为肺结节。目前，我国有1.5亿肺结节高危人群群体，但肺结节不一定就是肺癌，对恶性结节做到"早诊早治"至关重要。此外，减少良性结节的过度诊治，提高社会公众认知程度和科学管理意识，提升对肺结节的科学合理关注不容忽视。

"主动健康，肺同寻常"是海军军医大学第二附属医院范丽教授团队依托国家重点研发项目，开展的胸部重大慢性病全流程心肺护航科普系列工程，是聚焦肺癌、慢性阻塞性肺疾病和心血管疾病的系列、系统的多种新媒体形式科普项目。科普问答丛书聚焦公众关心的胸部重大慢性病的问题，通过一问一答的形式进行科学知识的普及。

范丽教授带领团队在积极进行各种科普宣传、社区筛查和主动送健康给居民活动中，不仅让上海乃至全国公众从中了解，肺结节与肺癌的关系，肺癌的诊治和预防管理策略；而且在此基础上，组织多学科专家编写了肺结节知识问答，本书内容涵盖了肺结节上、下游各方面的医学知识和保健知识，通俗易懂，深入浅出；采用一问一答的形式，还配了生动的漫画插图，便于读者轻松阅读、理解和掌握。相信本书对于加强肺结节的科学知识普及，让公众进一步了解肺结节的合理化管理"防筛诊治管"全流程，降低发病率、病死率，提升生活质量都具有重要意义。希望广大肺结节患者、肺癌高危人群以及医、患朋友能从本书中获益。

刘士远

2024 年 8 月

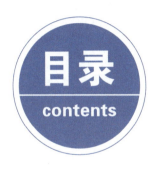

一	定义与概述	....	001
二	早期筛查	....	011
三	结节评估	....	027
四	未定性结节处理	....	051
五	如何治疗	....	065
六	健康宣教	....	073
七	外科手术	....	081

| 八 | 中医中药治疗 ················ 089

| 九 | 营养问答 ···················· 107

一

定义与概述

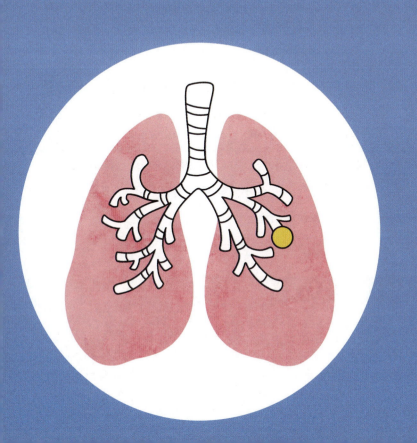

1. 什么是肺结节？

答：随着人民健康意识提高及胸部低剂量 CT 体检的逐渐普及，很多朋友体检的胸部 CT 报告单中会出现"肺结节""磨玻璃密度结节"及"钙化结节"等字眼。肺结节是影像科医生对于特定影像表现的定义，在肺内、边界清楚的、圆形或类圆形，长径不超过 3 厘米的异常密度增高影，此种表现，影像科医生都称其为肺结节，对于长径超过 3 厘米的异常密度增高影，就称其为肺肿块。

从定义里不难发现，肺结节只是一类影像学表现相同或相似的改变，其本身是个中性词，并不是一个明确良性或者恶性的疾病或者概念。它只是一个对于"长相"的描述，而导致这种表现的原因，可能有良性的病因，比如感染性、肉芽肿性病变等；或者恶性的病因，比如鳞癌和腺癌等。

各大指南/共识都推荐根据肺结节密度将肺结节分为 3 类：实性结节、混杂磨玻璃结节和纯磨玻璃密度结节。简单来说，实性结节在影像上显示为肺内类圆形密度增高影，结节掩盖走行其中的血管和支气管影。磨玻璃结节是指结节内存在像磨砂玻璃一样的浅淡密度影。磨玻璃结节又可分为完全不含实性成分的纯磨玻璃结节，和混有实性成分的混杂磨玻璃结节。

2. 什么是实性结节？

答：结节根据大小、密度分为多种类型，相对于亚实性肺结节（如纯磨玻璃密度结节、混杂磨玻璃密度结节)而言,肺实性结节一般是指在CT扫描上具有均匀的软组织密度的结节,其密度足以遮蔽肺部血管和支气管。实性结节的性质大部分是肺纤维化、瘢痕组织、炎症和肺淋巴结,也有部分实性结节是恶性的,如肺癌或肺转移癌。实性结节性质大多数根据结节形态学特征或动态随访来判定,如出现毛刺征、胸膜凹陷征等征象,或动态随访观察结节增长,则恶性可能大。

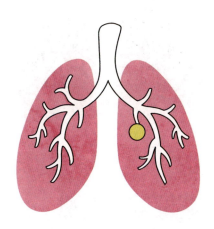

3. 什么是纯磨玻璃密度结节?

答:磨玻璃密度结节的概念是随着高分辨率CT的应用而出现的。纯磨玻璃密度结节是指在高分辨率薄层(层厚≤1毫米)CT上,表现为肺内密度轻度增高的结节,其密度不足以遮蔽肺部血管和支气管边缘,且在纵隔窗看不到任何实性成分。纯磨玻璃密度结节可以为良性病变,也可能为癌前病变或者腺癌。多数纯磨玻璃密度结节为惰性生长,可长期维持不变。因此,首次发现纯磨玻璃密度结节不必过度恐慌,要听取专业医生意见,权衡利弊后作出随访或手术的决策。

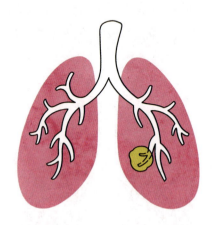

4. 什么是混杂磨玻璃密度结节?

答: 混杂磨玻璃密度结节由纯磨玻璃密度和实性软组织密度两种成分组成,密度不均,且实性成分在纵隔窗可见。如煎鸡蛋,蛋白相当于磨玻璃成分,蛋黄相当于实性成分。相较于纯磨玻璃密结节,混杂磨玻璃结节为恶性病变的可能性更大,长期存在的混杂磨玻璃密度结节需要警惕早期肺癌的可能。

一、定义与概述

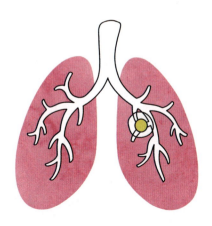

5. 什么是钙化结节?

答: 肺部钙化结节一般是指密度很高的结节影。肺部钙化结节一般为良性病变,大部分由于肺部感染,临床治愈后留下的肺纤维化和钙化病变,就像伤口愈合后留下的瘢痕,多数情况下不需要做特殊处理。良性肿瘤也有可能出现钙化,如错构瘤爆米花样钙化。此

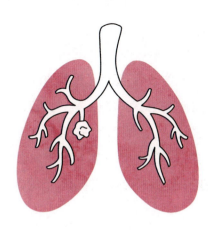

外,少数恶性肿瘤也会出现钙化,如类癌、鳞癌、含钙化的转移瘤等。因此,需要准确判断钙化结节的性质。

6. 肺结节是肺癌吗?

答:肺结节不等于是肺癌,它们没有必然关系,不必恐慌。肺结节不是单一疾病,只是从拍的片子上看到的异常影像,就像拍照片把脸上的痣也拍出来了一样。一般肺部的结节主要有实性结节、纯磨玻璃结节和混杂磨玻璃结节。实性结节密度比较高,在片子上看就是比较亮的点;纯磨玻璃结节就像磨砂玻璃,看上去模模糊糊;混杂磨玻璃结节就是既有实性成分,也有磨玻璃成分。

肺结节不一定是肺癌。大部分的肺结节都是良性的,只有少部分是肺癌。在CT上发现肺结节后,可以先"以貌取人",先从"片子"上初步判断它的良恶性,比如结节的大小、形态、数目、位置,以及它的内部特征、增长速度等。一般来说,结节的体积越大,表现出分叶状、毛刺征、胸膜凹陷征,随访中逐渐增大、出现实性成分等,则肺癌的可能性越大。

除此之外,发现肺结节后,还可通过其他因素,比如是否有年龄≥45岁、吸烟、慢性肺部疾病等高危因素,是否有咳嗽、咳痰、痰中带血等临床症状等,从而对肺癌的可能性进行更加全面的评估。

因此,发现肺结节不用过度恐慌,可及时向影像科医生、胸外科医生和呼吸科医生寻求帮助,综合判断肺结节的良恶性,并遵医嘱定期随访。

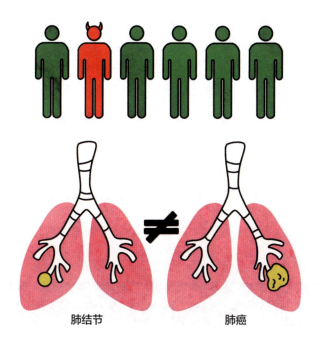

肺结节　　　　　肺癌

7. 磨玻璃结节就是肺癌么？

答：磨玻璃结节并不都是肺癌。磨玻璃结节要看它的形态、大小和生长趋势。如果磨玻璃结节边界欠清，形态极其不规则，则可能是良性病变，比如陈旧的炎性病灶等。但是如果磨玻璃结节边界清楚，边缘有分叶，内部有空泡或囊腔，则可能是早期肺腺癌。如果随访结节有变化或有增大的趋势，更加提示为早期肺腺癌。因此，磨玻璃结节不一定是肺癌，需听取放射科医生的意见。

8. 患有肺结节的人多吗?

答: 多!目前国内尚无权威指南或专家共识指出我国肺结节的具体患病率,相关文献得出的具体数据也参差不齐,尚不统一。但综合估计,我国肺结节的患病率可能在10%~40%,也就是说,10个人中就有1~4人患肺结节。所以患有肺结节的人数还是很多的,并且随着人们健康意识的进步以及现代医学技术的发展,越来越多的人体检时会选择胸部CT检查。因此,对肺结节的发现也越来越早、越来越多。

9. 现在发现肺结节的人越来越多,有多大一部分人会是恶性的呢?

答: 查出肺结节,大家最关心的问题就是,会不会是肺癌?答案是:概率很低。很多人在体检中被查出肺结节,但90%以上的肺结节都是良性的,其中还有部分是炎性结节。肺结节人群中只有2%~3.6%是恶性的。

人的肺部有自我修复的能力,随着时间的推移会自行愈合,所以复查肺结节时,有时会发现结节有可能变小,甚至消失了。因此,查出肺结节不要过分担心,虽然也有可能是恶性,但是早期的通过手术切除,预后一般都很好。当然,若第一次检查时医生告知是良性的,也别太大意,还要规避不良的生活习惯,注重肺部保养,定期随诊复查。

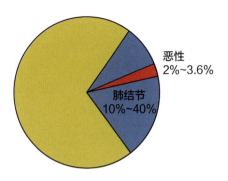

10. 患有肺癌的人有多少？

答：根据世界卫生组织所属国际癌症研究机构的统计数据，截至2019年，全球共有321万人患有肺癌，我国患肺癌人数就高达114万。我国肺癌总人口发病率为34.8/10万，在所有癌症中排第2位，仅次于乳腺癌，其中男性患者多于女性，男性中的发病率为47.8/10万，排第一；女性中发病率稍低，为22.8/10万，排第二，仅次于乳腺癌，男女患者比约为1.59：1。

11. 肺癌的死亡率高吗？

答：肺癌的死亡率相当高！现有的全球癌症统计报告数据显示，中国癌症死亡人数约300万，其中肺癌人数将近71.5万，是中国癌症死亡率最高的疾病，也就是说中国每100位因癌症死亡的患者中，大约有 19 位患者死于肺癌。同样,肺癌也是全球癌症致死的首位原因,全球每 100 位因癌症死亡患者中,大约有 18 位患者死于肺癌,死亡率十分惊人。

二

早期筛查

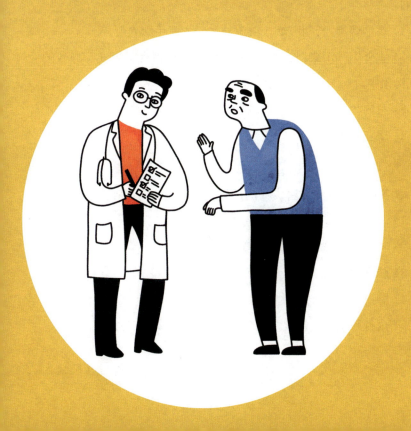

12. 肺结节产生的原因可能是什么？

答：通过前面的科普，我们知道每个人肺结节数量、大小、密度及生长速度各不相同。肺结节可以是孤立的，也可以是多发的；大小在0～3厘米不等；根据密度不同分为纯磨玻璃、混杂磨玻璃及实性结节；偶然发现的肺结节，仅小于5%是恶性的；一般恶性结节生长速度快于良性等。

因此，肺结节产生的原因有很多，简单来说，各种肺部刺激都可能导致肺结节的产生。

❶ 长期吸入有害物质刺激肺部形成炭末沉积，表现为肺结节，如：

1) 香烟烟雾：长期吸烟人群或被动吸入二手烟人群。

2) 室外空气污染：长期生活在各种工业化和汽车尾气等导致的空气污染中。

3) 室内污染：如装修涂料、厨房油烟等。

4) 职业暴露：长期工作在粉尘的环境下，如矿工、煤工、陶工、电焊工等。

❷ 各种肺部感染或者炎症的反复刺激形成的肉芽肿：

1) 非特异性感染，如细菌、病毒感染。

2) 特异性感染、结核和真菌感染等。

3) 肺寄生虫病，如肺吸虫病。

4) 肺血管炎，如肉芽肿性血管炎。

5) 全身系统性疾病累及肺，如结节病、类风湿关节炎等。

❸ 肺部良性肿瘤：最常见的是错构瘤，其次是硬化性肺泡细胞瘤，肺囊肿、肺动静脉畸形等先天变异也可表现为肺结节。

❹ 肺部原发的恶性肿瘤：最常见的是肺癌，其次有类癌等；或其他恶性肿瘤转移到肺部形成结节，如乳腺癌、结肠癌等。

此外，有家族肿瘤史、生活作息差、工作压力大、情绪不稳定、免疫力低下等人群可能更容易产生肺结节。

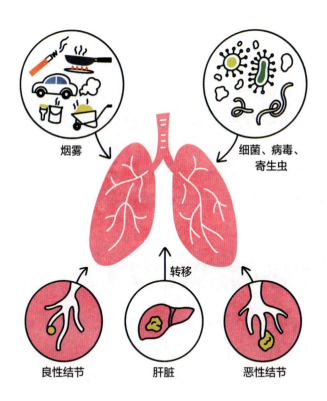

13. 什么是 $PM_{2.5}$？

答：$PM_{2.5}$ 是指大气中直径≤2.5 微米的颗粒物，也称为可入肺颗粒物（进入肺部）。它的直径还不到人的头发丝粗细的 1/20，能较长时间地悬浮于空气中。每立方米空气中 $PM_{2.5}$ 的含量代表空气污染的程度。$PM_{2.5}$ 的主要来源是日常发电、工业生产、汽车尾气排放等过程中经过燃烧而排放的残留物，大多含有重金属等有毒物质。$PM_{2.5}$ 在空气悬浮过程中还会进一步吸附空气中存在的有机和金属等化学成分、细菌、病毒、真菌等微生物成分。$PM_{2.5}$ 会通过呼吸道进入肺泡，并沉积在肺部，同时这些颗粒物具有较强的吸附能力，是多种污染物的"载体"和"催化剂"，有时能成为多种污染物的集合体。它们在肺泡上沉积下来，会干扰肺部的气体交换，损伤肺泡和黏膜，引起肺组织的慢性纤维化，导致肺心病，加重哮喘，引起慢性鼻咽炎、慢性支气管炎等一系列病变，对儿童和老年人的危害尤为明显。

14. 如何让自己呼吸干净的空气？

答：据统计，人的一天至少要吸入 20～25 千克空气。随着室内生活时间的增长，不流通的空气不仅会造成身体倦怠，还会侵蚀呼吸健康。那么在室内时，如何净化空气让我们呼吸健康空气呢？可以试试以下方法。

❶ 勤打扫，保持室内干净卫生。

❷ 勤通风。开窗通风算得上是最简单、方便的方法。把窗户都打开,促进屋内空气流通,能有效消除室内的异味,起到净化空气的作用,不过雾霾天和冬天的时候就不适合采取这个方法。

❸ 自然吸附。种植有净化作用的绿色植物,在家里养一些绿色植物也能净化空气,像仙人掌、绿萝、吊兰等,不仅能美化室内环境,还能吸收空气中的甲醛等有害物质。

❹ 过滤法。大部分空气净化器可以降低或去除 $PM_{2.5}$ 颗粒物,有的甚至可以去除空气里的甲醛和细菌。另外,佩戴专业防 $PM_{2.5}$ 的口罩并保证气密性也可以让自己呼吸干净的空气。

15. 抽烟会得肺结节吗?

答: 吸烟可能会导致肺结节产生。烟雾中的有害物质相对来说比较多,燃烧过程中不仅会吸入较多的亚硝酸铵、尼古丁等物质,同时也会吸入其他的有害物质。如果长时间吸烟,可能导致肺部组织受到一定的损害,在机体反复修复损伤的时候可能会生成肺结节,比如肺结核等,同时还有可能会出现肺部恶性肿瘤等疾病,所以吸烟对人体有危害,尤其是对肺的危害还是非常大的。这就好比常在河边走就容易湿鞋,或者说吸烟得肺结节的概率就大,所以大家千万不要拿身边那种一直不吸烟却得肺癌的极端小概率例子来为吸烟的自己开解。

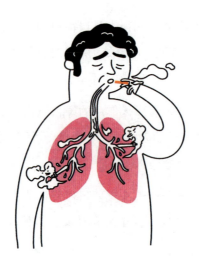

16. 我不吸烟为什么也会得肺结节？

答：肺结节是发生在肺部的结节性病灶，形状多呈圆形、椭圆形或不规则形，直径不超过3厘米。临床上，引起肺结节的原因很多，包括肺炎、恶性肿瘤、二手烟等，吸烟可能引起肺结节，但不是唯一因素。不抽烟还会出现肺部结节的原因有很多，有的是大气污染，有的是长期的厨房油烟的刺激，还有的是长期在密闭环境之下，有粉尘的刺激导致，还有一种就是长期的精神压力、情绪紧张、生气、情绪的波动也会令身体出现一些相应的状况，更容易生长肺结节。因此，肺结节，不仅与吸烟、精神压力大等因素有关，另外也与肺炎、肺结核及遗传因素都有密切的关系。所以，不能单纯凭借抽烟与否来判断是否有肺结节。

17. 肺结节与哪些肺部疾病有关系？

答：肺内边界清楚的、圆形或类圆形的密度增高影，长径不超过3厘米，统称为肺结节。肺部疾病如肺内先天性疾病、肺感染性疾病、肺寄生虫、肺良性肿瘤、肺恶性肿瘤、肺淋巴增生性疾病、肺血管性疾病、职业性尘肺、肺结节病和肺内淋巴结等均可能表现为肺结节。

18. 肺结节与"老慢支"有关系吗？

答：肺结节不是"老慢支"；"老慢支"是一类以持续气流受限为特征的慢性气道炎症。当慢性气道炎症导致气道内的痰液嵌塞，在影像上可表现为肺结节。我们把"老慢支"患者具有气道炎症的肺部，比喻成质量不好的土壤，杂草丛生的土壤更容易长小虫子，"老慢支"患者也更容易形成肺结节。

19. 肺癌与"老慢支"有关系吗？

答：烟草暴露、遗传易感性、局部慢性炎症等是肺癌和"老慢支"的共同发病机制。40%～70%的肺癌患者合并"老慢支"，肺癌的咳嗽、咳痰、喘息症状与"老慢支"类似。

"老慢支"不会直接导致肺癌的发生；而肺癌是"老慢支"的常见合并症，严重影响患者预后，是导致患者死亡的主要原因之一。

20. 哪类高危人群应该注意筛查肺结节？

答：根据《中华医学会肺癌临床诊疗指南（2022版）》，45岁以上并具有以下高危因素之一的人群建议使用低剂量CT而非胸片进行肺癌筛查：①吸烟≥20包/年，重度吸烟人群可进一步进行荧光支气管镜筛查。②二手烟或环境油烟吸入史。③职业致癌物质暴露史：长期接触氡、砷、铍、铬、镉及其化合物等；石棉暴露以及肺硅沉着症和煤烟长期暴露史。④个人肿瘤史，包括其他恶性肿瘤。⑤直系亲属肺癌家族史。⑥慢性肺部疾病史：慢性阻塞性肺疾病、肺结核和肺纤维化等。

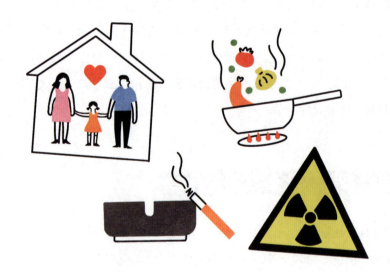

21. 父亲或母亲有肺结节病史，我也会得肺结节么？

答：不一定。引起肺结节的原因有很多，不同的原因会引起不同的结节。比如，炎性结节、增生性结节、肺结核或者肿瘤等，大部分结节不存在遗传现象，所以父亲或母亲有肺结节病史，子女不一定会有肺结节。

22. 如果发现肺结节，直系亲属有必要筛查么？

答：要根据肺结节的性质来进行相应的处理。大部分的肺结节是良性的，直系亲属不用筛查；对于发现恶性肺结节的人，直系亲属有必要进行筛查，建议使用低剂量螺旋 CT 扫描。

23. 肺结节会有什么疼痛之类的症状么？

答：肺结节是否会引起症状主要取决于导致肺结节的原因和结节的大小。对于孤立性小结节，通常不会引起明显症状，常为体检时偶然发现，少数会有胸痛、咳嗽、咳痰等症状；结核引起的结节可出现低热、盗汗、咯血等症状；对于恶性/侵袭性较高的结节，可侵犯邻近组织（如周围血管、神经、胸膜等）引起相应的症状，如咯血、刺激性咳嗽和胸痛等。

24. 身体哪些表现会提示得了肺结节？

答：不同原因引起的肺结节的表现不同，身体可能出现的表现也不相同。当出现发热、咳嗽、咳痰、胸痛时，可能会提示炎性肺结节；当出现低热、盗汗、咯血、消瘦等表现时，可能提示有结核感染，肺内可能会出现结核结节；当出现咳嗽、咳痰、胸痛或咯血时，则需要排除是否得了恶性肺结节。

25. 查肺结节之前，应该主动告诉医生哪些事？

答：首先，要告诉医生有没有肺部相关症状，如咳嗽、咯血、胸痛等。其次，要和医生说明以下情况帮助医生判断是否具备恶性肺结节的高危因素：有无肿瘤史，包括所有恶性肿瘤；有无直系亲属肺癌家族史；有无慢性肺部疾病史如慢性阻塞性肺疾病、肺结核和肺纤维化等；有无职业致癌物质暴露史，如长期接触氡、砷、铍、铬、镉及其化合物、石棉、肺硅沉着症和煤烟等；吸烟史及吸烟量等详细信息，以及有无二手烟或环境油烟吸入史。最后，也要如实告知医生以前确诊过什么疾病，包括但不限于血液疾病、系统免疫性疾病等，帮助医生判断可能出现的肺部异常是否与既往疾病相关。如果有既往诊疗资料，比如影像学检查、实验室检查结果等，建议随身携带，有需要时提供给医生进行对比。这一切都是为了让医生更好地帮助判断结节的性质以及接下来的治疗方案。

二、早期筛查

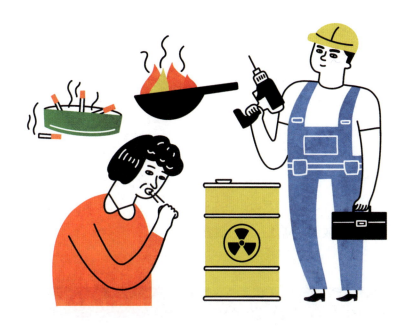

26. 胸部 CT 检查有哪些优势？

答：胸部 CT 扫描速度快，同时具有良好的图像对比度，可以清晰地区分病变组织与正常组织；能够更早地发现微小病灶，更加清晰地显示肺部疾病，有助于肺部疾病诊断和治疗。此外，在评估肋骨骨折、纵隔淋巴结和淋巴瘤分期、骨转移瘤等方面也具有一定优势。

27. 什么是低剂量胸部 CT 检查？

答：很多人都知道到影像科做 CT、拍片子都是有辐射的，所以现实生活中孕妇、婴幼儿一般是不建议做CT检查的,也有不少患者甚至因为担心辐射而拒绝做CT检查。低剂量CT,顾名思义就是辐射剂量比常规剂量低的CT,它的定义是指在其他条件不变的情况下,保证图像的基本诊断要求,降低管电流或管电压来降低辐射剂量,其辐射剂量约是普通CT的1/5。

低剂量CT并不需要装配额外的特殊的设备或机器,而是通过改变普通CT机器的参数来实现,但缺点是降低了辐射剂量之后会同步降低图像清晰度,所以现在低剂量CT主要用于肺部筛查,尤其是常规体检或肺癌高危人群的筛查。

28. 筛查方法那么多,我应该采取哪种方法进行筛查呢?他们说,抽血/胸片/正电子发射-断层扫描/痰液……可以发现早期肺癌,这是真的吗?是不是检查越贵越好?我应该怎样选择检查方法?

答:对于肺结节的筛查,并不是检查越贵越好。目前的影像学检查方法中,最敏感的筛查方法是CT。CT空间分辨率高,而且肺部因充满空气,X线衰减很低,与骨骼、肌肉和软组织均有良好的对比,具有良好的组织对比度。

正电子发射-断层扫描(PET-CT)价格昂贵,在难定性的实性肺结节的鉴别诊断、肺癌TNM分期以及疗效评价等方面发挥作用。

血液和痰液在早期,尤其是亚临床肺癌的筛查中敏感性和特异性相对较低。

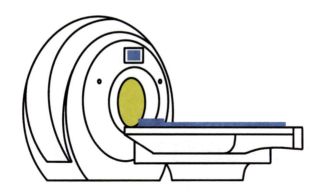

29. CT检查有辐射,可以用磁共振替代么?

答:目前,磁共振的成像依赖氢原子核,尤其是氢质子在磁场中的跃迁,肺部充满空气,氢质子含量少;空间分辨率略低。另外,磁共振成像(MRI)扫描时间较长,对屏气要求较高,因此尽管CT检查有辐射,但是目前磁共振不作为肺癌筛查的首选。但是,随着MRI技术的进步,肺部MRI质量得到大幅度提高,扫描时间进一步缩短,而且基于MRI良好的组织分辨率和序列的多样化等优势,可以作为CT影像的有益补充。

30. 想查肺结节,做胸片还是胸部CT?

答:想检查肺结节,推荐做胸部低剂量CT检查。低剂量CT是目前最优的筛查方式。低剂量 CT 的辐射剂量远低于常规 CT 检查,但检出肺内病灶的能力与常规 CT 相当。如果检出可疑的高风险病灶,可加行病灶局部高分辨率靶扫描,并结合多种后处理技术帮助进行鉴别诊断。

31. 做胸片或胸部 CT 前,应做哪些准备?

答:首先,建议穿着简单、表面无镶嵌物的衣物,检查前去除检查部位周围的金属物品,比如项链、金属拉链等,以免产生金属伪影对图像质量产生干扰;其次,最好提前练习呼吸屏气,屏气时应保持胸廓不动,避免因屏气不佳引起图像模糊;最后,女性患者在做 CT 检查前需要排除怀孕的可能,避免 X 线辐射对胎儿造成不利的影响。

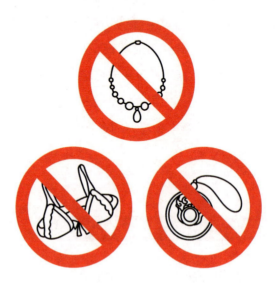

32. 低剂量胸部 CT 的图像,影响医生的观察吗?

答:低剂量胸部 CT 一次检查的辐射剂量仅为标准 CT 的 1/10~1/5,可在不降低检出肺结节检出敏感性的前提下,使受检者的辐射剂量明显降低,有效减少射线对人体造成的伤害,是正常健康人群的常规肺癌筛查的重要技术手段。因此,第一次体检,建议做低剂量胸部 CT。由于低剂量 CT 的辐射剂量较低,与常规剂量 CT 相比,其扫描图像也相对较为模糊。如果以低剂量胸部 CT 检出肺结节后,需对肺结节进行鉴别诊断时,则需要通过常规剂量或增强 CT 扫描检查,得到更加清晰的肺部 CT 扫描图像,从而更加准确地测量肺结节大小,观察结节外部边缘轮廓和内部纹理密度的变化,方便医生做出更准确的诊断。

33. 什么是符合诊断要求的胸部 CT 图像?

答:为了得到符合诊断需要的 CT 扫描图像,在进行胸部 CT 检查之前需要去除存在金属异物的衣物,以及金属项链等;在检查过程中需配合呼吸指令,充分吸气后憋气并保持 5~7 秒,这样可以使肺部充分扩张,并避免呼吸运动伪影的影响。若在不同医院做的检查,看门诊时最好把数字化的胸部 CT 图像存在光盘或者 U 盘中,以电子版的形式给医生进行诊断。

34. 我的胸片报告正常,但胸部 CT 报了肺结节,我该相信哪个检查报告?

答:胸片是 X 线穿过胸部形成的投影,将胸部器官前后压缩显示在一个平面上,受肋骨、肩胛骨等结构的遮挡,无法清晰地显示肺部的细小病灶;胸部 CT 可实现胸部断层成像,像面包切片一样将肺部切成许多层面,然后一层一层地仔细观察,因此可以更加清晰地显示肺部结节等病灶。总而言之,胸部 CT 检查比胸片更加准确。

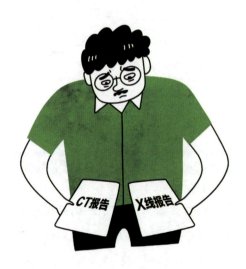

三

结节评估

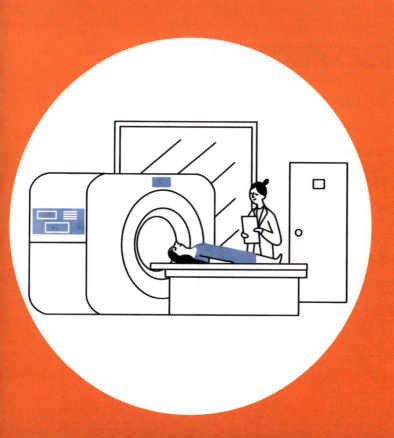

35. 胸部平扫+三维检查是什么？三维重建有何优势？

答： 我们先要了解什么是胸部 CT 平扫。CT 平扫获取的是扫描之后的最原始数据，胸部一般直接得到的是横断面的图像。三维重建是在横断面最原始数据的基础上，用后期电脑软件重新合成的数据，三维重建可进一步获取冠状位、矢状位、斜面和曲面等数据，整合后还原出三维立体的形式呈现。

三维重建可以清楚直观地显示出病灶在哪里，病灶的大小、形态，以及跟周围血管、支气管的关系也能够清晰地显示出来，有时候患者自己都能从图像中看出病灶。

36. 为什么要行薄层胸部 CT 检查？

答： 首先要了解 CT 层厚是什么概念。它指的是扫描层的厚度。CT 扫描胸部就像我们把大冬瓜切成均匀的薄片，这每一块薄片的厚度就类似 CT 层厚。那大冬瓜需要切多厚呢？当然切得越薄，越不会漏诊小病灶，显示病灶也越细致越清晰，但人体接受的 CT 辐射量就会随之增加。所以临床工作中一般要选取合适的层厚。

在十余年前，CT 检查的层厚很多是 5～10 毫米，随着这几年 CT 设备和配套软件、后处理技术的发展，CT 检查利用重组层厚技术或者三维重建技术，可以把层厚变得更薄，并且国内大多数医院都可以开展。比如 1 个直径约 5 毫米的肺小结节，大于 5 毫米层厚的 CT 图像不一定能发现，但是如果用 1 毫米层厚的薄层 CT 就可以把胸部检查出300～400多张图片,对于发现小结节很有帮助。这里要提醒广大患者朋友的是,大家拿到的胶片往往是厚层的。所以,如果想把片子拿到外院找专家进一步会诊,建议去影像科拷贝最原始、最清晰的图片,即薄层的DICOM格式的图像。DICOM格式的图像用专门软件就可以连续放映,可以测量病灶的大小、CT值等重要的参数,可模拟还原影像科医生的阅片过程。

37. 如何知晓自己做的胸部CT的扫描层厚?

答:大部分片子都可以显示层厚,但是CT厂家不一样或者说后台设置内容不一样的话,在胶片中有的不显示该数值,或者该数值在胶片中所在具体位置会不一样。若想显示层厚,需要在扫描或处理参数中设置能看到层厚,一般CT扫描层厚多为5毫米,薄层CT扫描层厚多为1毫米。或者有准确需求的话,可直接询问影像科工作人员。

38. 什么是多平面重建?

答:如果说,肺结节是一个西瓜,那么主流的成像手段就是把这个西瓜切成一片一片的看。而多平面就是指切西瓜的刀法,既可以横着切、竖着切甚至可以斜着切。采用这种方法,可以通过不同角度观察结节的形态、与邻近结构的关系。该技术可以动态、直观及立体地显示肺结节的位置、大小以及与周围组织解剖结构的关系等,从而为影像科医生术前精准诊断以及外科医生精准手术提供可靠依据。

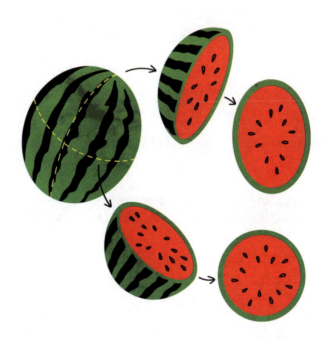

39. 什么是 VR 重建？

答：VR 重建，又称容积重建，是肺结节三维重建的重要方法。简而言之，就是一种将二维图像转化为三维结构的技术，使得二维图像上的黑白数据，转化成三维中的结构数据，将原本不可见的体内组织结构，更真实地模拟出来。这种技术不仅能直观地"显示"出人体的结构，还允许医生从不同方向、不同剖面观察感兴趣的组织器官、病变的部位、大小、形状、空间毗邻。VR 重建图像立体感强，能够帮助医生更好地制订治疗方案、规划手术路径、确定切除范围、术前虚拟手术、解剖结构及术前教学等。

40. 什么是靶扫描？

答：如果您是摄影发烧友，那您对靶扫描一定有很好的理解。当您想拍清楚一棵树上某朵花的细节，您会怎么做？换一个长焦镜头，或者走得更近一点。一样的道理，当我们想看清楚肺结节的细节时，会选择同样的方法，但是在成像技术上，便是保留矩阵不变的情况下，缩小视野(FOV)，针对病变靶扫描，有助于提高图像分辨率，进而显示肺结节更多的影像学特征。这样做的好处便是，在尽量减低辐射剂量的同时，病变获得更多的像素点，进而显示得更加清晰，从而更有利于医生的准确判断。

猜一猜，下面两张图哪一张是靶扫描的图像。

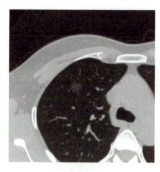
图 1

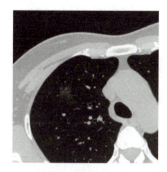
图 2

答案：图 1 为常规扫描 CT 图像单纯放大，图 2 为靶扫描图像。

41. 为什么医生建议我行"改变体位"扫描?

答: 通常做 CT,是采取仰卧位。当人体仰卧平躺的时候,身体里的肺血分布就像那句耳熟能详的话"水往低处流,气体往上飘",由肺、心脏和腹压的重量产生的静水压力会导致腹侧(人体前方)胸膜腔负压最大,因此位于身体重力线较高位置上,肺泡的膨胀程度更大。对于有些位于特殊位置的结节(如心脏旁、后肋膈角等),受到传导搏动、吸气屏气动作不佳等因素的影响,使该部位肺组织无法充分膨胀,对于后胸膜下的肺结节则容易受到地心引力影响,在肺背侧产生血管坠积效应。基于多种因素对于一些病变评估产生的影响,医生建议改变体位扫描,让病灶处于身体重力线的最高位置,保障更多气体进入病灶区域,让病灶区域的肺过度充气,保障病灶及其背景肺结构得到充分舒展,有利于观察结节的细微征象。

42. 哪种情况需做胸部 CT 增强检查?

答: 在影像科,除了 CT、MRI 这些影像检查设备外,还有另一个"法宝",就是造影剂。所谓胸部增强 CT,就是把一种含碘的造影剂药物从静脉注入血管内同时进行胸部 CT 扫描,期间造影剂就像一面"照妖镜",可以发现 CT 平扫所不能发现的信息,能帮助进一步照出"妖魔鬼怪"的原形。通过造影剂,可以观察病灶强化程度,达到诊断及鉴别诊断的作用;观察病变与肺门、纵隔大血管的关系,可以显示纵隔及肺门有无肿大淋巴结。因此,对于临床怀疑有血管畸形或病变者,纵隔淋巴结肿大者,肺部有直径＞1厘米的实性结节需要手术者,均建议行胸部 CT 增强扫描。

43. 胸部 MRI 检查有哪些优势？

答：传统观念认为含气量较多的器官很难进行 MRI 检查。相比于广泛应用的胸部 CT,肺部 MRI 有以下优点。其一,肺部磁共振主要是利用人体内大量的氢原子核,在外加磁场的作用下运动而进行成像,所以没有任何电离辐射；其二,肺部 MRI 具有良好的软组织对比度及空间分辨率,可为临床提供多维度信息,但 MRI 对于小的肺结节有一定识别限度、很难观察,但可以评价较大的肿块,特别是肺门区肿块；其三,也是肺部磁共振最具魅力的优势,即可实现肺的通气成像和换气成像,这种无损、定量及可视化评价,解决了肺部 CT 无法探测肺部气血交换功能的难题。目前,多应用的是 ^{129}Xe 超极化气体(储存及运输难,价格昂贵)。不久的将来,亦可通过吸氧(容易获取,价格便宜)实现肺部磁共振的通气、换气成像。

44. PET-CT 检查有哪些优势？

答：PET-CT 是一种将 PET(功能代谢显像)和 CT(解剖结构显像)两种影像技术有机地结合的新型影像设备。PET-CT 检查在肺癌的诊断、分期、治疗评价中均有较高的敏感性和特异性。

对于低剂量胸部 CT 筛查中发现的可疑肺结节病灶,PET-CT

检查是良好的补充,能协助鉴别诊断和避免患者接受不必要有创检查,但也并不是所有的肺结节都适合用 PET-CT 检查。

❶ 对于纯磨玻璃结节,因为这种肺结节即便是恶性肿瘤,但由于这类肿瘤细胞一般是惰性生长,代谢率很低,所以在 PET-CT 上几乎不会显影。《Fleischner 指南》认为对于小的纯磨玻璃结节,PET-CT 没有诊断价值。

❷ 对于直径 8~10 毫米的混杂磨玻璃结节,实性成分直径＞5 毫米的,在进行创伤性的检查前建议进行 PET-CT 检查。

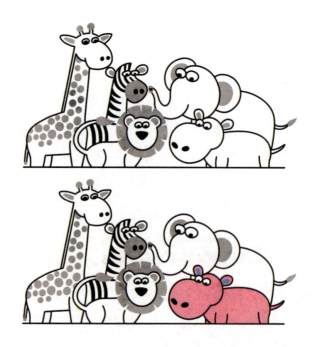

❸ 伴有肺内其他实性结节,或者有肺外恶性肿瘤病史的磨玻璃

结节患者建议行 PET-CT 检查。

总体而言，PET-CT 可以提供更多的信息供医生参考，能够指导预防和个体化医疗。但是不建议将 PET-CT 作为常规检查手段，特别是发现了微小结节、磨玻璃结节并不建议直接进行 PET-CT 检查，建议仅在胸部 CT 难以定性的较大结节或排查转移的患者中使用。

45. PET-MR 检查有哪些优势？

答：PET-MR 是 PET 和 MRI 仪器两者强强结合一体化组合成的大型功能代谢与分子影像诊断设备，同时具有 PET 和 MR 的检查功能，达到最大意义上的优势互补。它是目前国际上最尖端的医学影像诊断设备之一，也是目前在细胞分子水平上进行人体功能代谢显像最先进的医学影像技术。

因此，从上面 PET 和 MR 的定义可以看出来，因为 MR 对人体无任何放射损伤，PET-MR 检查大幅度地减低了辐射对人体的损伤。与目前其他检查手段相比，它没有放射学相关检查 X 线平片、CT 等带来的 X 线辐射伤害，而且灵敏度高、准确性好，对许多疾病尤其是肿瘤和心脑血管疾病具有早期发现、早期诊断和准确评估的价值。在肺肿瘤方面的临床应用主要是在肺癌的诊断、分期和疗效检测等方面具有优势。值得大家注意的是，最高级的不一定是最适合的，即使最高级的检查设备也不一定能解决所有的问题。因此，对于一般的肺结节筛查使用普通低剂量 CT 即可。

46. 增强 CT、PET-CT 这些检查可以确定肺结节的良恶性吗？

答： 增强 CT 对于鉴别良恶性肺结节具有一定的价值，但需要使用碘造影剂，在碘过敏、肾功能不全、妊娠哺乳期妇女中的应用受限。PET-CT 诊断肺结节准确率可高达 93.5%，作为无创性术前诊断方法，其诊断效能颇受临床医生推崇。然而，对于直径＜8 毫米的恶性结节，PET-CT 阳性率不高，需要密切随访以免漏诊。另外，PET-CT 的诊断效能随结节实性成分的增高而提高，对于常见的磨玻璃结节若实性成分少，组织摄取低，该类结节的诊断常出现假阴性。

对于临床医生和患者来说，理想的肺癌筛查技术应当具备简便、易行、价廉、灵敏度及特异度高、患者参与度高等优势。"杀鸡焉用牛刀"，配备 PET-CT 设备的医疗单位本身较少且价格昂贵，一般不建议作为常规肺癌初筛手段，仅在胸部 CT 结果异常并且有特殊需要的患者中应用。增强 CT 需要注射造影剂，对一些人群也不适用。目前，胸部 CT 平扫、薄层 CT 扫描和低剂量 CT 成像对于肺结节筛查已可以达到较好的诊断性能，广泛应用于临床体检、肺癌筛查。

47. 人工智能软件对于肺结节诊断的优势有哪些？

答： 人工智能（artificial intelligence，AI）无处不在，今天我们习以为常的扫地机器人、手机刷脸支付、无人驾驶汽车等都是人工智能的具体形态。就像这些生活中的人工智能一样，人工智能软件对于肺结节诊断的优势在于:①检出(就像人脸识别一样):有效区分肺结节和非结节,减少假阳性率,增加肺结节的检出率,避免因医生的视觉疲劳所造成的漏诊;根据《人工智能在肺结节诊治中的应用专家共识(2022年版)》,人工智能在辅助医生进行肺结节识别方面,具有较大的优势。②量化(就像智能导航、路线规划一样):人工智能可用于计算肺结节的体积并估计肺结节体积的倍增时间,基于人工智能的肺结节体积测量具有高度的可重复性,尤其是对于最大径10毫米的肺结节,与直径手动测量相比具有明显优势。《指南》认为,人工智能在肺结节多次随访数据中可协助评估肺结节体积、形态变化,对肺结节随访提供结节倍增时间变化、形态学改变等参考依据,进而制订个体化随访间期,但其具体适用范围有待进一步研究。③良恶性判断(就像生活中扫描识物、扫描批改作业一样,是猫还是狗?这题是对还是错?):人工智能技术在肺结节良恶性鉴别中可为临床诊断提供辅助参考,但其准确性还无法取代人工;在病理分型预测、多次随访数据

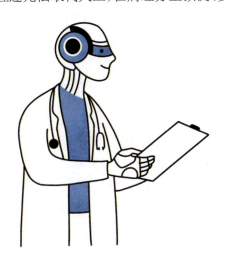

的综合判断、手术规划等方面,还存在很多问题亟待解决。

48. 人工智能软件是否可以替代医生对肺结节的判读?

答: 不可以。医疗的基本模式是医生和患者,人工智能不会取代医生,但会成为医生的好助手。就像无人驾驶汽车一样,也有不稳定的情况,偶尔出现车祸现场等,人工智能在肺结节检出方面,已经有不错的表现,但仍存在漏诊或假阳性结果,需要影像科医生进一步把关判断。而且影像科医生阅片不仅只看肺结节,还要记录所有影像当中的疾病,包括结节引起的阻塞性肺炎、肺不张、纵隔淋巴结肿大、胸腔积液等。医疗服务是医疗技术加上医学人文,但机器没有同理心。医学人文关怀及相关伦理问题、信息真伪的甄别,也是人工智能最难于逾越的障碍。

49. 良性结节,一般是哪些病变?

答: 首先,大家要了解什么叫肺结节。肺结节是指直径<3厘米的肺部病灶,其中直径<1厘米的称为肺小结节,直径<0.5厘米称为微小结节。结节根据病理结果,可简单分为良性结节和恶性结节。

良性结节包括肉芽肿性炎症、错构瘤、隐球菌感染、机化性肺炎、非特异性炎症性病理改变。其他类型还包括肺实质内淋巴结、炎性假瘤、硬化性肺泡细胞瘤、IgG4相关病变、血管畸形等。需注意的是,2021年,最新发布的肺肿瘤病理分类,将不典型腺瘤样增生(atypical adenomatous hyperplasia,AAH)和原位腺癌(adenocarcinoma *in situ*，AIS)剔除出恶性肿瘤范围，将其命名为腺体前驱病变，即良性病变。

50. 恶性肺结节包括哪些病理类型？

答:恶性肺结节可以为原发性肺恶性肿瘤,如非小细胞肺癌、小细胞肺癌、类癌、淋巴瘤等,或者为继发性肺恶性肿瘤,如转移瘤。恶性肺结节最常见的就是肺腺癌。

51. 什么是结节的边界？

答:含气体的肺组织在 CT 上表现低密度,即黑色的区域,黑色背景中可看到呈树枝样走行、分布的"空心管腔"——支气管(图3,白箭)及白色高密度"实心管"——肺血管(图3,黄箭)。肺结节被含气体的肺组织包绕,结节密度高于肺组织,可以分为实性结节、纯磨玻璃结节及混杂磨玻璃结节(见相关章节)。结节的边界指结节与正常肺组织的分界情况,即结节-肺界面,反映结节对周围正常肺组织的压迫或侵犯关系,可以分为边界清楚光整、边界清楚毛糙、边界模糊。边界清楚光整:指结节轮廓清晰且规则光整,一般见于非炎性良性结节(图4A)。边界模糊:指结节与正常肺组织分界不清楚,不易观察到结节的轮廓,一般见于炎性结节(图4B)。边界清楚毛糙:指结节轮廓清晰但不光整,甚至出现毛刺,反映结节侵犯邻近肺组织,多见于恶性肿瘤(图4C)。

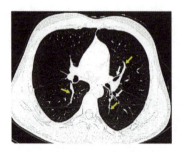

图 3 胸部高分辨率 CT 扫描

肺组织为黑色背景,可见树枝样走行的"空心管腔"——支气管(白箭)及白色高密度"实心管"——肺血管(黄箭)。

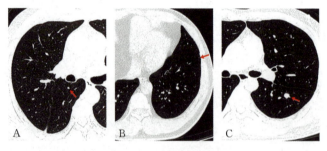

图 4 结节的边界

注：A. 右肺下叶微结节,边界清楚光整；B. 左肺下叶微结节边界模糊；C. 左肺下叶小结节边界清楚毛糙。

52. 不规则的肺结节,就是良性肺结节吗？

答：肺结节规则或不规则,指的是肺结节的形状。有研究发现,结节呈多边形,即有多个面的结节,多属于良性结节。也有研究认为,通过测量结节的三维比例,有助于良性、恶性结节的鉴别。所谓结节的三维比例,是指结节的最大横径/最大纵径,三维比例越大,提示结节更为扁平,如果这个比值>1.78,是一个良性的征象(图5)。另外,在胸部高分辨率CT检查时,可以发现很多结节位于肺叶间裂周围,即叶间裂周围结节,如该结节位于叶间裂,边缘清楚、光滑,呈三角形或多边形,也可以表现为椭圆形或卵圆形,提示为肺内淋巴结,是良性结节(图6),无须随访。但对于肺结节的评价,除了形状,还应该注意它的密度,即前面所说的实性结节、纯磨玻璃结节、混杂磨玻璃结节。圆形的实性结节恶性可能性较小,而圆形的纯磨玻璃结节或混杂磨玻璃结节则有可能是恶性。肺恶性实性结节,在结节的某些区域肿瘤生长快,部分区域肿瘤生长慢,因区域性生长快慢不同,就可以表现为不规则的形状。因此,对于大多数的肺良性结节,可以表现为不规则的外形,也可以表现为规则的圆形、卵圆形;恶性肺结节也可以具有不规则的外形,不能仅仅通过形状的不规则,或规则进行良、恶性肺结节的鉴别。

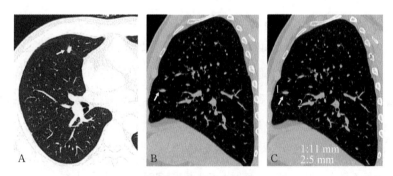

图5　右肺上叶小结节

注:A. CT横断位右肺上叶小结节边界清楚毛糙,见分叶及毛刺征;B、C. CT矢状位重建,结节最大横径11毫米,纵径5毫米,三维比2.4,提示良性可能;手术病理证实:反应性淋巴结增生。

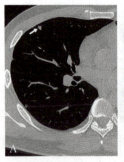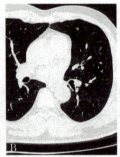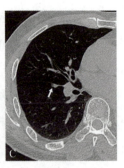

图 6 肺内淋巴结

注：A. 右肺中叶水平裂下三角形结节影（白箭）；B. 左肺下叶斜裂下类圆形结节影（白箭）；C. 右肺下叶斜裂下卵圆形结节影（白箭），结节边缘清楚、光滑，贴近叶间裂，提示肺内淋巴结。

53. 什么是分叶征？

答：分叶征是对肺结节或肿块边缘的一种描述，表现为结节或肿块的轮廓呈多个弧形凸起，弧形相间为凹入的切迹，形成分叶状改变（图7A、B）。那分叶征是如何形成的呢？这主要和肿瘤细胞的生物学行为有关。人体正常细胞的生长、死亡都受到机体的调控，大家服从机体管理，生、死步调一致。但肿瘤细胞就不受机体正常的调控，生存能力强的细胞、处于营养丰富区域的细胞生长速度很快，生存能力弱或不能获取丰富营养的细胞生长慢或死亡。因此，会形成生长速度快慢不同的区域，就会表现为有凸起、有凹陷，形成分叶改变。

那有分叶的结节一定是恶性结节吗？如前所述，分叶的本质是肿瘤生长速度不一致。对于恶性肿瘤来说，细胞生长快慢差异更大，因此分叶征多见于恶性肿瘤,且分叶较多、较深。某些良性肿瘤或良性病变在生长过程中也可因局部生长速度不一致或局部增生,多个病灶融合,甚至因为局部瘢痕收缩,而出现分叶征,如错构瘤、炎性假瘤、肺结核等,但与恶性肿瘤分叶征相比,良性肿瘤分叶较少、较浅(图 7C、D)。

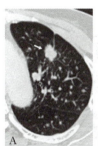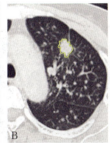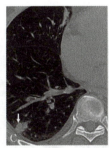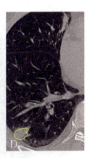

图 7 分叶征

注:左肺上叶实性结节(图 A,白箭),边缘多个弧形凸起及凹陷,形成分叶征(图 B,黄色轮廓),病理证实腺癌;右肺下叶实性结节(图 C,白箭),分叶征(图 D,黄色轮廓)与图 A 结节相比,少而浅,病理证实炎性假瘤。

54. 什么是毛刺征?

答: 毛刺征是对肺结节或肿块边缘的一种描述,表现为结节或肿块边缘向周围肺组织生长,形成多条长短不一、放射状分布的突起(图 8)。毛刺征是如何形成的呢?肺恶性肿瘤除了快速生长、转移外,另一大特性是侵犯周围肺组织,肿瘤细胞会阻塞肺小血管或淋巴管,导致结节或肿块与肺界面间出现长短不一的小叶间隔增厚、纤维化。这种长短不一的小叶间隔增厚、纤维化以结节或肿块为中心分布,类似于太阳发光,也称为放射冠征。与边缘光整、清楚的结节相比,伴有毛刺征的结节,恶性可能性更大(约90%)。有毛刺征的结节一定是恶性结节吗?如前所述,毛刺征的本质是病变侵犯周围的肺组织。因此,一些良性结节,如炎性结节、结核瘤、炎性假瘤等炎症累及周围肺组织也可能出现毛刺征,但多为长毛刺。

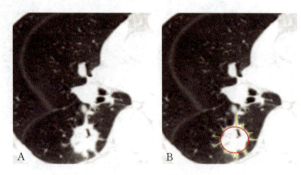

图8 毛刺征

注:A.右肺下叶结节,结节与肺界面间出现长短不一,类似太阳光放射状分布条线影;B.黄线处称为毛刺征,常提示肺恶性肿瘤,本例病例证实腺癌。

55. 什么是胸膜凹陷征?

答: 胸膜是覆盖肺脏的双层薄膜。胸膜凹陷征简而言之,就是肺内的肺癌牵拉脏层(里面一层)胸膜,使之向肺内凹陷,是CT图像上判断肺结节良恶性的重要影像征象之一。

肺癌之所以会牵拉胸膜,主要原因在于肺癌内部会发生纤维化、瘢痕化皱缩,也可以把肿瘤想象成腊肠,即长期风干后腊肠明显皱缩变小,而肿瘤的皱缩可以通过与其相连的肺纤维组织牵拉胸膜。根据肿瘤不同的形态,牵拉后的胸膜可以是线状,也可以是幕布状、喇叭状、锥状或者星状等。这就犹如我们用手去拉一块幕布,可以把幕布拉成各种各样的形状。

因此,当在CT报告上看到有胸膜凹陷征的描述时,需要考虑肺癌的可能性。

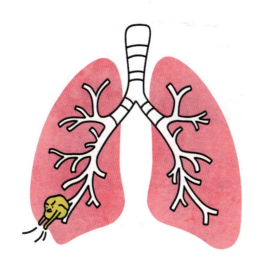

56. 什么是空泡征?

答:空泡征是指肺结节中有圆形、卵圆形含气体的腔隙,是CT图像中判断结节性质的影像征象之一。

空泡征形成的原因可能在于：①肺结节内有局部的含气体肺组织没有被结节占据；②肺结节内存在含有气体的细小支气管；③肺结节内局部组织因为缺血性坏死通过支气管排出后，留下了含气体的腔隙；④肺组织是由许多像气球一样的肺泡融合而成，肺结节可以沿着肺泡的壁生长，没有累及肺泡内部，因此可以看到肺泡内部残留的气体。

一般来说，肺癌的空泡一般位于肿瘤的中外 2/3，而良性肺结节的空泡一般位于结节的中内 2/3。因此，当看到报告或者影像胶片时发现有空泡征，可以将其作为鉴别结节良恶性的征象之一。

57. 什么是肺结节的囊腔？

答： 当肺结节阻塞支气管时，肺内远端支气管肺泡内可以吸进气体，但是呼不出来，形成"只进不出"的现象，类似于一个活瓣，慢慢地肺泡就会被撑大。具体来说，人体吸气时，由于支气管会扩张使气体更容易进入肺内，此时肺结节没有完全阻塞支气管，吸入的气体可以进入远端支气管肺泡内。而当人体呼气时，为了排出气体，支气管会收缩，此时肺结节会完全阻塞支气管，之前吸入的气体会潴留在远端支气管肺泡内。长此以往，远端支气管肺泡内的气体越来越多，会形成一个充满气体的囊腔，称为肺结节的囊腔。当在 CT 影像上发现该征象时，往往提示肺结节为恶性结节。

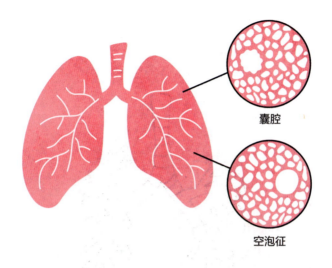

囊腔

空泡征

58. 什么是血管集束征？

答：血管集束征是指在 CT 图像上可以看到肺结节周围的血管到达结节或者结节边缘截断或穿过结节，是判断结节良恶性的重要依据之一。

血管集束征形成可能的原因在于：①人体的新陈代谢需要血液和氧气，肿瘤也不例外，它也需要赖以生存的养分，特别是恶性肿瘤会自发形成给自体供血的新生血管，其血供尤为丰富，血管粗大；②恶性肿瘤的一大特点就是会攻击周围的组织，当肿瘤侵犯周围的血管时，可使其增粗扩张；③当肿瘤内部形成瘢痕收缩时，会牵拉周围的血管。

值得注意的是，当发生肺炎、肺结核时也可以有血管集束征的出现。因此,该 CT 征象需要结合患者的具体病史进行综合分析判断。

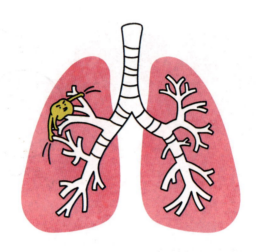

59. 报告提示"支气管截断",是什么意思?

答:支气管截断为支气管由于管内、管壁或管外原因引起的支气管阻塞在影像学上的表现,是行胸片或胸部 CT 检查时,发现支气管被肺部病变所阻断,远端支气管消失的一种影像学表现。支气管截断多数是肿瘤因素引起,但也可能是非肿瘤因素导致。

若肺内结节同时合并支气管截断,那么这个结节很大概率是恶性肿瘤。当然,这还需要结合结节的形态、边缘等其他特征进行综合性分析。

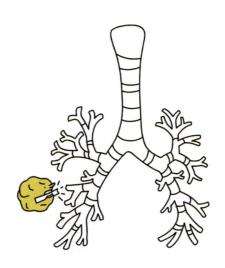

60. 哪些影像学术语提示可能为良性肺结节?

答:提示肺结节可能为良性的术语包括:结节的形态为扁平形、楔形、三角形;结节的边缘光滑或者伴有长毛刺;结节的内部可见蛋壳状、层状或爆米花样钙化,或含有脂肪成分;结节的周围可见卫星灶或彗星尾征(有一条或两条带状结构和结节相连,同时带状结构又与邻近的血管相连接);定期随访结节缩小或变化不明显。

61. 哪些影像学术语提示可能为恶性肺结节?

答:提示肺结节可能为恶性的术语有:结节分叶状;结节的边缘可见脐凹征、细短毛刺、棘状突起;结节呈混杂磨玻璃密度或结节内部可见空泡征、存在壁结节的空洞；结节周围可见胸膜凹陷征、支气管截断征、血管集束征；短期随访，结节明显增大。

62. 如何简单且正确地解读关于肺结节的影像学报告？

答：肺结节是一个影像学概念。当大家检出肺结节时，不必过度紧张，肺结节并不等于肺癌。肺癌在肺结节中属于少数派，不是主流。首先看结节的大小，直径＜5毫米的结节称为微小结节，基本上是良性的；直径＞8毫米的结节，需要进一步分析。其次看结节的密度，磨玻璃结节（尤其是混杂磨玻璃结节）出现肺癌的概率大于实性结节，但实性结节也有可能是恶性；结节内的钙化若呈层状、爆米花样、中央密集型往往提示良性，而出现点状、圈状、偏心样钙化则提示恶性可能。然后看结节的形态，扁平形、楔形、三角形、圆形或类圆形的结节为良性可能性大，分叶状的结节则恶性可能性大。再看结节的边缘，边缘光滑多为良性病变，边缘出现分叶征、细短毛刺、棘状突起则多为恶性病变。接着看结节的周围，出现卫星灶或纤维条索影多为良性病变，出现胸膜凹陷征、支气管截断征、血管集束征则多为恶性病变。最后，看结节前后对比的动态观察，若结节较前缩小或者消失，表示结节属于良性，一般以炎症居多；若结节较前无明显变化，一般考虑良性的可能性大，但也不排除部分恶性的可能，因为有些肺癌在很小的时候处在类似休眠的状态，很不活跃，增长很慢；若结节较前变大或密度增加，一般考虑结节是肺癌的可能性较大。

四

未定性结节处理

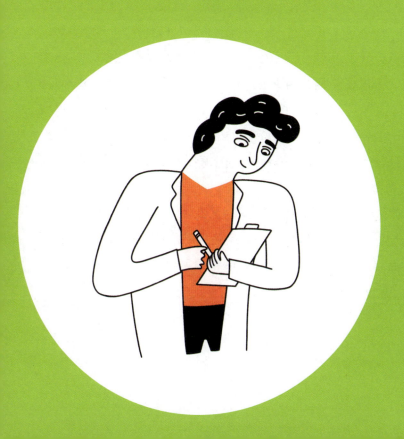

63. 影像报告提示肺结节,建议随访,我该怎么随访?

答:影像报告中提示肺结节,千万不要慌张,随着影像设备越来越高端,发现的可能是非常小的肺结节,有很多没有临床意义,这些肺结节不一定是肺癌。随访问题最靠谱的方法是咨询临床医生(胸外科、呼吸科)或影像科医生的意见和建议。

也给大家分享一些肺结节随访的小知识供参考。不同表现的结节有对应的随访策略,影像学上通常依据国际上 Fleischner 协会标准。对于无风险因素(如肿瘤病史、家族史等)的患者偶然发现的肺结节:①对于实性、边界清晰、周围无毛刺等恶性征象的低风险结节,结节直径<6 毫米者通常不需要常规随访;直径 6~8 毫米者可考虑 6~12 个月复查 CT,之后 18~24 个月再做 CT;直径≥8 毫米者建议 3 个月复查 CT、PET-CT 或活检。②对于磨玻璃密度结节<6 毫米者,通常不需要常规随访;直径≥6 毫米者,建议 6~12 个月复查 CT 确认病灶是否存在;之后每两年复查 CT,满 5 年。③对于混杂磨玻璃结节,直径<6 毫米者,不需要常规随访;直径≥6 毫米者,建议 3~6 个月复查 CT 确认病灶是否存在,若病灶不变或实性成分维持<6 毫米,则需每年 CT,满 5 年。

事实上,肺结节的持续复查具有重要意义,部分炎症类的结节可在用药后短期减小,从而帮助临床医生做出精确决策。此外,部分高度可疑的结节可在复查的过程中显露端倪,早期干预恶性结节可极大的改善患者的预后。

64. 随访 CT，建议做低剂量胸部 CT 吗？

答：首次检查发现了不能定性的肺结节，后续随访建议使用低剂量胸部 CT 随访。随着医学影像设备的提升，部分高端 CT 已经可以做到在辐射剂量仅为常规 CT 的 1/10～1/5 的条件下获取高分辨率图像，大大降低了受检者的辐射剂量，同时为结节的随访提供了准确的图像。大家在肺结节随访中一定要首先选择低剂量 CT 而非 X 线胸片。

但对于部分形态高度可疑、亟需临床定性和处理的肺结节，随访和确诊可能会建议行常规剂量 CT 检查或 CT 增强检查以明确结节内部结构及邻近结构关系，为临床诊疗计划的制订打好基础。

65. 我的肺结节去年只有 5 毫米，今年查出有 6 毫米了，结节长大了？会是肺癌吗？

答：肺癌的确诊过程复杂，不能单凭结节的大小来确定。每次检查的呼吸幅度、肺内邻近组织的挤压性改变、医生的测量误差等各种因素都可能会出现 1 毫米左右的测量偏差。因此不能仅凭肺结节微小的直径变化就认为是肺癌而产生恐慌，建议咨询影像科专家门诊，重新测量结节大小，对比结节形态变化。

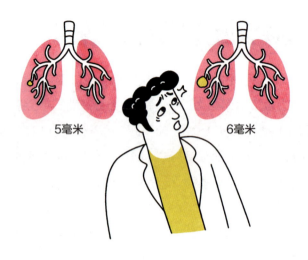

66. 去年查的 CT 只报了 1 个肺结节,今年却报了多发肺结节,是怎么回事?

答:新出现了多发肺结节千万不要恐慌,有很多原因可以造成这种情况。如炎症性疾病可能会引发的肺多发结节,可在治疗后短期减少甚至消散。因此,及时治疗及定期复查必不可少,多发结节可考虑治疗后 3~6 个月复查 CT,之后考虑 18~24 个月再做 CT 检查。还有一种可能是两次检查的影像学设备和后处理技术不同,随着 CT 机的发展,图像的层厚越来越薄、看得越来越细致,如 5 毫米层厚的图像仅能发现 1 个较大的肺结节,而 1 毫米层厚的图像可能会检测到更多的肺结节。最新的人工智能肺结节自动识别系统也会帮助医生检测到更多的微小结节。总之,如果患者无肿瘤病史或其他危险因素而新出现了多发肺结节,应首先咨询影像科专家门诊。

67. 想申请影像远程会诊,我该如何准备影像资料?

答: 作为远程会诊资料中重要的客观依据之一,医学影像资料有着很重要的意义。在远程会诊的过程中,影像资料的图像质量与会诊医生的诊断准确性密切相关。下面,我们来讲一下如何准备高质量的影像资料。

❶ 用手机或相机直接拍摄胶片或电脑上的影像。虽然图像质量不好控制,但是方便快速,应急情况下考虑选白光纯色背景拍摄胶片,并控制单次拍摄图像数量,可以更容易获得比较清晰的图像。

❷ 影像胶片扫描。用专用的胶片扫描仪可以获得较为清晰的数字胶片图像,并且没有杂光干扰。但是这种专用设备需另外购置,扫描速度慢,且胶片多为层厚5毫米的图像,诊断价值有限。

❸ 影像系统导出图片。会诊前可以去做检查的医院影像科申请导出影像图片。导出图片的图像质量相对较高,建议导出 DICOM 格式的图像。浏览这种格式的图像需要专用的软件,可提前在网上下载一些免费 DICOM 浏览软件,如 Radiant dicom viewer、小赛看看等。

❹ 如果影像科出具的诊断报告页上附有浏览图像的二维码,可用手机拍摄清晰二维码图片给远程会诊专家。专家扫描二维码阅片时,可能需要您提供身份证或电话后6位数字,或者实时手机验证码。

以上这几种方式,首选从影像科的系统导出 DICOM 图片,其次为诊断报告页附的二维码。若只有胶片的情况下,扫描胶片的图像质量通常要优于拍照,但不及拍照方便。

68. 想看影像科专家门诊,我应如何准备既往检查资料?

答:首先需要各种影像胶片或电子版的 DICOM 格式图像,还有影像诊断报告。如果有多次复查的情况,需要准备每一次的胶片或电子版的 DICOM 格式图像和影像报告。另外,病历摘要、各项检验结果,或者病理报告等也需要提前准备,同时按照就诊时间,将影像、临床、检验和病理的结果准备齐全。

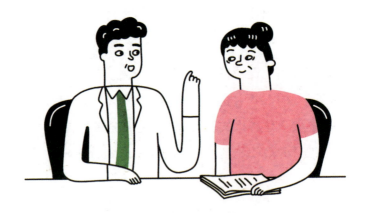

69. 我做过多次胸部检查,一直提示肺结节较前相仿,是不是不用再随访了?

答:肺结节要不要随访,主要看是什么性质的结节,还有结节的大小。

另外,随访也需要同初始影像资料进行比较。这种情况下,患者可以申请额外的影像专科门诊会诊。

不同表现的结节有对应的随访策略,影像学上通常依据国际上 Fleischner 协会标准。①对于实性、边界清晰,周围无毛刺等恶性征象的低风险结节,结节直径<6毫米者,通常不需要常规随访;直径 6~8毫米者,可考虑6~12个月复查CT,之后18~24个月再做CT;直径≥8毫米者,建议3个月复查CT、PET-CT或活检。②对于磨玻璃密度结节直径<6毫米者通常不需要常规随访;直径≥6毫米者,建议6~12个月复查CT确认病灶是否存在,之后每2年复查CT,满5年。③对于混杂磨玻璃结节,直径<6毫米者,不需要常规随访;直径≥6毫米者,建议3~6个月复查CT确认病灶是否存在,若病灶不变或实性成分维持<6毫米,则需每年复查CT,满5年。

事实上,肺结节的持续复查对于判断其性质具有重要意义,需遵医嘱执行,部分高度可疑的结节可在复查的过程中显露端倪,早期干预恶性结节可极大地改善患者的预后。

70. 为什么医生建议我在同一家医院做检查?

答:随访的意义在于可以及时发现肺结节变化,以便判断病情的变化,为后面的诊断和治疗提供帮助。因此,肺结节的随访最好固定在同一家医院做。因为在相同的检查条件下,医生能够更准确观察到肺结节的动态变化情况,这样才更具有临床意义。

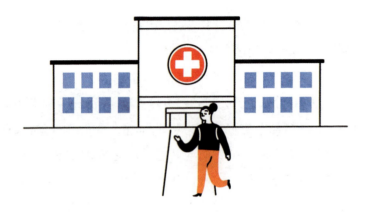

71. 肺结节是不是随访得越勤越好?

答: 当然不是,肺结节一般用 CT 进行随访。CT 有辐射,射线对人体是有损伤的。肺结节随访原则是需要根据患者肺结节的大小、形态、密度,患者是否为肺部恶性疾病的高危人群等决定的。结节的危险程度(高危、中危、低危)不同,生长速度也不同,随访间隔时间太短,不容易发现结节变化,接受辐射也多。因此,相应的根据国际上的肺结节随访指南来随访就可以了。

72. 肺结节随访几个月会不会变成晚期肺癌而耽误治疗?

答: 一般不会。肺结节的随访一般是医生根据国际上通行的随访指南建议的,比如《Fleischner 指南》。而这些指南的制定是基于对大量肺结节患者的观察研究得出的,因此,按照指南来进行肺结节的随访是安全的。只要按照指南来进行科学随访,一般不会出现随访几个月突然变成晚期肺癌而耽误治疗的情况。

73. 肺结节随访过程中的注意事项是什么?

答:患有肺结节后,首先要注意生活环境,尽量避免去空气污染重的地方。其次要注意戒烟,远离二手烟。第三是要改掉熬夜、过度疲劳等不良的生活习惯,还要多吃润肺祛燥的食物。第四,还要做好定期随访,关注病情的变化。第五,肺结节的诊断与医生的专业水平相关,随诊复查最好找肺结节方面的影像学专家咨询和对比。第六,在不同医院复查时,注意要提前刻录好 DICOM 格式的图像,以便医生在电脑上进行观察诊断。第七,如果有多次复查的 CT,不仅需要把最近一次的 CT 和前次 CT 对比,还需要拿最近一次的 CT 和最早的一次检查对比,更容易看出结节变化。

74. 医生建议我 3 个月/6 个月/年度随访,为什么?是不是水平不行啊,我是不是该换一家医院进行治疗啊?

答:医生建议 3 个月/6 个月/年度随访,一般是根据国际上通行的随访指南,对肺结节具体情况(大小、密度、危险程度)进行综合分析得出的结论,是科学和严谨的建议。对于暂时还不能确定性质的结节,只有通过随访,才能对结节的大小、密度、形态、危险程度进行进一步的观察,从而对结节的良恶性和病情变化进行更准确的判断。随访最好在同一家医院、找同一个医生,换医院可能因为看不到前一次随访的图像,而无法进行对比。当然,如果患者能刻录自己全部随访的图像资料(DICOM格式),也可以去不同的医院找肺结节专家进行会诊。

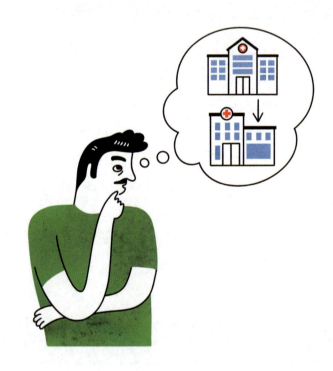

75. 医生诊断我是"原位癌",为什么还让我随访?

答:肺原位癌是一个病理学概念,指黏膜上皮细胞层内非典型增生至癌变,但恶变细胞尚未突破基底膜。虽是癌的早期阶段,但其生长缓慢,大部分保持稳定数年以上,癌细胞不会"跑出来",也不会发生远处及淋巴结转移。在 2021 年世界卫生组织肺肿瘤组织分类中,肺原位癌已经被排除癌这一范畴,与不典型腺瘤样增生同属于腺体前驱病变,或者说是癌前病变。肺原位癌在高分辨 CT 上通常表现为纯磨玻璃结节,随访的目的在于:纯磨玻璃结节是否增大,其成分是否发生改变(如转化为混杂磨玻璃结节)。原位癌的增大、成分改变,可能提示由原位癌向微浸润性癌甚至浸润性癌转化,这时需要手术进行积极干预。但需要注意的是,原位癌是病理学诊断,只有手术完整切除后的标本才能给出病理学诊断,影像学检查(如高分辨率 CT)只能作为提示,不能作为确诊的依据。

原位癌是非常安全的,没有出现局部的浸润生长,所以也不存在转移。另外,临床大量的研究数据也支持原位癌的安全性,是可以以随访这个手段作为临床处理措施的,它是安全的。另外,考虑原位癌必须要随访,是因为它有一定的可能性出现局部浸润,只要依据原位癌的生物学行为把握好随访时间就会避免不必要的过早手术,还可以安全监测以避免病情恶化。简单点说,原位癌可以理解成是长在原地的轻微的癌症,它不会"乱跑",定时观察,可以既不"开刀",又不影响身体健康。另外,也可以在它有"乱跑"的苗头时,及时治疗。

76. CT 检查有辐射,可以用磁共振成像替代么?

答:临床检查需要遵守安全、有效、经济、适宜的原则。CT 虽然有辐射,但是对于肺结节,尤其是直径＜8毫米结节的筛查,CT是首选影像学检查方法。利用CT多次复查肺结节,带来这样一个问题,辐射暴露。MRI具有多参数、无辐射成像的特点,是否可以利用MRI替代CT进行肺结节的复查呢?

现有的研究表明,MRI在肺结节的检出、对肺部良性、恶性结节鉴别、肺结节随访中具有一定的潜力。结节的大小决定了结节的检出率,结节的形态、密度、边缘、生长速率等决定了结节的性质。CT对于直径2~8毫米结节检出率达100％。而对于直径＜4毫米的肺结节,MRI检出率约60％;直径4~6毫米的肺结节,MRI检出率约75％;直径6~8毫米的肺结节,MRI检出率约87％;直径＞8毫米的结节,利用MRI基本多可以发现。

从上述的数据可以看出,与CT相比,MRI可能会漏检直径＜8毫米的肺结节。且MRI对纯磨玻璃结节、混杂磨玻璃结节(可能是原位癌、微浸润癌等早期癌)的检出、良恶性判断等仍处于探索阶段。

因此,对于肺结节的筛查、随访,仍提倡使用CT。低剂量CT的应用,在一定程度上可以降低多次CT随访带来的辐射暴露问题。显示胸部疾病的图像质量好才能看得清楚,磁共振无法显示出亚毫米结节,筛查、复查均没有优势。CT,尤其是低剂量CT在复查与随访中也明显地体现出有效和经济性。不是哪种设备技术先进就是好的,各有各的优势。这就好比拿高射炮打蚊子,不光浪费,很可能打不着。磁共振无法显示出极小的结节,在筛查与复查中没有明显优势。CT检查虽然有辐射,但是仍然是非常安全的,不可以因为害怕摔跤而不敢去跑步。不同的检查对应不同的病症,适合的才是最好的。

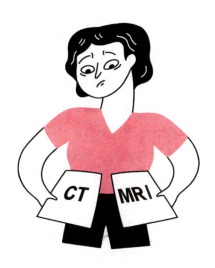

77. 为什么影像学报告建议行"穿刺活检"?

答:因为有些结节通过影像学表现无法明确其性质(良/恶性),为了进一步指导治疗,建议穿刺活检,通过病理学明确结节性质,使得患者有效地缩短诊疗流程。来举个例子,影像学报告就像是用仪器探测矿藏:探测出矿藏是第一步,接下来还需要对矿藏进行甄别,以便进一步开采、利用,这时候就需要穿刺活检这样的技术,看看是金矿还是铁矿。

78. 为什么影像学报告建议行纤维支气管镜检查?

答:对于气管内或接近气管的病变,CT 可以看到支气管腔内病变,但是无法定性时,这时通过纤维支气管镜检查不仅可以窥视气管、支气管腔内的正常或异常情况,还可以进一步对病灶或可疑病变部位进行活检、刷检及灌洗,获得组织及分泌物,进行细菌性、组织学化验检查。这不仅能帮助明确诊断、确定病变部位、了解病灶侵及周围支气管树引起的多种异常改变,还能指导患者后续的整体治疗方案,包括手术、放疗和药物治疗等。举个例子,影像学报告可以告诉我们肺内的"路况"出了问题,这时候可以通过派出道路维修车,到现场观察到底出了什么问题,以便于下一步的维修作业。

五

如何治疗

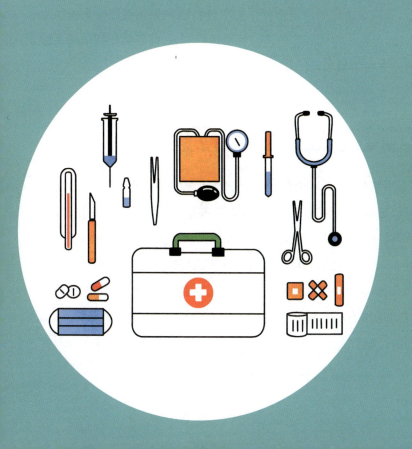

79. 我查出肺癌了,为什么医生建议我做骨扫描检查?

答:肺癌术前做骨扫描检查的目的是明确有无骨转移,因骨转移为肺癌较常见的远处转移,而骨扫描就是临床确定有无骨转移最常用的影像检查方法。骨扫描可以为临床分期、评估手术可切除性、疗效监测及预后评估提供重要信息。也就是说,只有做完了骨扫描,依据骨扫描结果才能进一步决定怎么来治疗肺癌。一旦骨扫描检查确定有骨转移,肺癌的分期就是Ⅳ期也就是晚期,也意味着没有必要进行手术了,转而进行靶向治疗、化疗、免疫治疗等非手术保守治疗。如果骨扫描结果是阴性,再根据肺部检查情况、其他部位有无转移等综合分析,采取个体化的精准治疗。初次骨扫描结果还可以作为基线水平参考,治疗一定间隔后再进行骨扫描的复查,前后对比评估所采取的治疗方案效果如何。

80. 做骨扫描检查前,应注意什么?

答:①不用禁食,不用禁食,不用禁食,重要的事情要说3次,骨扫描前可以正常吃早餐、喝水;②检查当日携带好近期相关检查资料,尤其是外院所做的影像检查资料,方便核医学科医生了解病情;③如您最近1~2天做过其他检查(如增强CT、消化道钡餐检查等),请主动告知,由核医学科医生判断检查是否要改期;④配好的放射性药物会随时间推移不断衰减而失效,为不影响图像质量请务必准时到达;⑤注射药物后要多喝水、多排尿,越多越好,这样有利于体内放射性药物的排出,排尿时避免尿液污染衣裤和皮肤,影响结果判读;⑥检查前务必再排尿 1 次,排空膀胱;⑦检查前应将身上携带的金属物品及装饰品取下,防止对图像产生干扰;⑧检查结束后继续多饮水、多排尿,有助于残余放射性药物的排出,另外 24 小时内应避免与孕妇及婴幼儿接触。

81. 肺结节一直不治疗就会长成大肿块么?

答:肺结节可能是由于感染、肿瘤或其他原因引起的。大多数肺结节是良性的,不会对人体造成伤害,不需要治疗,也不会长大。如果肺结节是恶性的,随时间推移会增大甚至转移,需要接受治疗。建议发现肺结节就及时就医,明确诊断后进行规范处理。

82. 肺结节会转移吗?

答:肺结节是一种常见的表现,可能是由于感染、炎症或其他原因引起的。大多数肺结节是良性的,不会对人体造成伤害,也不会转移。如果肺结节是恶性的,它可以通过血液或淋巴系统蔓延到其他部位,如肝、脑、骨骼等。对于肺癌患者,医生通常会建议其接受相应治疗,以防止它进一步扩大或转移。

83. 肺结节可以采用药物治疗吗？

答：肺结节的治疗方法取决于结节的性质、大小和位置等因素。如果肺结节是良性肉芽肿性病变的，不需要特殊治疗，只需要定期随访就可以。如果结节是炎症性的，需要鉴别是普通感染还是特殊感染，普通感染一般需要进行 2 周抗感染治疗，特殊感染通常需要进一步检查（如验血、肺穿刺等）明确后再确定治疗方案。如果肺结节是恶性的常需要进行手术切除治疗。如果手术难以实施，需要活检明确病理后再确定治疗方案，如局部放疗或者射频消融治疗，等等。总之，具体的治疗方法应当由医生根据具体病情来决定。

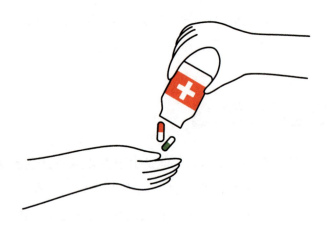

84. 肺结节不手术会对寿命有影响么？

答：肺结节分为良性结节和恶性结节。良性结节引起的原因很多，包括：①感染，比如肺隐球菌感染、细菌感染、结核分枝杆菌感染引起；②自身疾病，患者本身患有良性肿瘤，如肺血管瘤、类风湿结节等；③环境因素，由于长时间处于灰尘较大的空气环境中，吸入了矿物质和污染颗粒，也会产生肺结节。一般来说，良性结节不需要手术治疗，只需要对症处理，定期复查，随访观察就可以了。对于恶性结节，要呼吸科、胸外科、影像科多学科会诊，讨论是否需要手术治疗。因为恶性肺结节会不断变大，还会进展，侵犯胸膜，还可能会转移，所以需要进行手术切除结节，否则会引起病变扩散，影响寿命。

85. 肺结节一定要手术么？不手术可以吃药消掉么？

答：肺结节不一定需要手术治疗。肺结节的治疗要根据肺结节的形态、患者的临床症状、肺功能情况等多种因素而决定。如果患者的肺结节较小、边缘光滑，患者无任何临床症状，临床上考虑为良性结节，建议定期复查，半年或一年后复查，观察有无动态变化即可。如果患者的结节较大，为边界清楚的混杂磨玻璃结节，或者为边缘毛糙的实性结节，临床上考虑不除外恶性结节，可以多学科会诊，讨论是否需要手术干预。如果患者确诊为恶性结节，可以考虑手术治疗、局部放疗、肺结节消融术等多种治疗手段。如果患者是由于致病菌而出现的肺结节，需要进行相应的抗生素治疗，治疗后及时复查，评估结节是否缩小。

86. 肺结节是否都需要手术切除？哪些肺结节需要手术切除？

答：不是所有的肺结节都要手术，就像不是所有的坏人都要被判刑一样，有些小偷小摸的小坏蛋，咱们以教育观察为主，而那些杀人纵火的大坏蛋就需要抓起来判刑。肺结节也有一本"刑法"来规范指导诊断治疗，俗称肺结节诊治指南或专家共识，而且国际有国际的"刑法"，中国有中国的"刑法"，且中国的"刑法"根据中国的医疗现状和实际国情执行得更为严格。放射科的CT检查相当于"侦察兵"，作用是发现肺结节，但这个"侦察兵"现在因为有了人工智能的辅助侦察技术非常厉害，会筛查出许多肺结节，但里面是鱼龙混杂，会掺杂些没有临床意义无需处理的结节，最终这个肺结节是否需要手术切除最简单的办法就是交给"法官"——也就是影像科医生、呼吸科医生、胸外科医生来根据"刑法"量刑判定，当然也可以搞一个小型的"庭审现场"——肺结节多学科联合治疗、多学科专家会诊来决策。一般来讲，根据患者的年龄、吸烟史、结节发现前的胸腔外恶性肿瘤史、结节大小、毛刺征和位置等，综合判定肺结节为恶性肿瘤的概率，并同时判定手术的风险，一般高恶性概率、低中度手术风险者可以考虑手术切除。

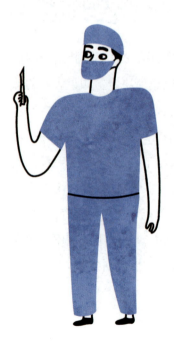

87. 发现肺结节就要马上手术么？

答：答案肯定不是，有肺结节务必要三思而后行。发现肺结节后需先明确一下结节大小和分类（是实性结节还是磨玻璃结节），再按照大小和结节性质进行区别对待。

对于无风险因素（如肿瘤病史、家族史等）的患者偶然发现的肺结节而言，①对于实性、边界清晰、周围无毛刺等恶性征象的低风险结节，结节直径＜6毫米者通常不需要常规随访，6~8毫米者可考虑6~12个月复查CT，之后18~24个月再做CT，直径＞8毫米者建议3个月复查CT、PET-CT或活检，进行个性化的精准治疗。一般高恶性概率、低中度手术风险者且评估无转移者才考虑手术切除。②对于纯磨玻璃密度结节直径＜6毫米者，通常不需要常规随访，直径≥6毫米者建议6~12个月复查CT确认病灶是否存在，之后每两年复查CT，满5年。③对于混杂磨玻璃结节，直径＜6毫米者不需要常规随访，直径≥6毫米者建议3~6个月复查CT确认病灶是否存在，若病灶不变或实性成分维持直径＜6毫米，则需每年复查CT，满5年。如果结节增大（尤其直径超过10毫米）或出现实性成分增加，可进行手术切除。

88. 多大的肺结节可以观察，多大的就一定要手术了呢？

答：一般来说，肺结节的直径越小，那么它的良性概率较大，随着结节增大、恶性概率增加。根据我国关于肺结节的诊断治疗指南来看，以直径8毫米为界,直径>8毫米的结节常作为高危结节进行管理,从影像学和临床进行综合评估,如果综合评估后考虑结节为肿瘤的可能性比较大,那么会建议进行手术切除。而直径<8毫米、有临床意义的结节通常会建议定期进行胸部CT随访观察,在随访过程中,如果发现结节存在向肿瘤性病变发展的趋势,比如结节逐渐增大、纯磨玻璃结节中出现实性成分、混杂磨玻璃结节中实性成分增大,则建议进行手术切除。但是,结节的大小不能作为评估结节良恶性并进行手术切除的唯一标准,需要同时结合结节的位置、形态、密度等其他因素来综合判定。

六

健康宣教

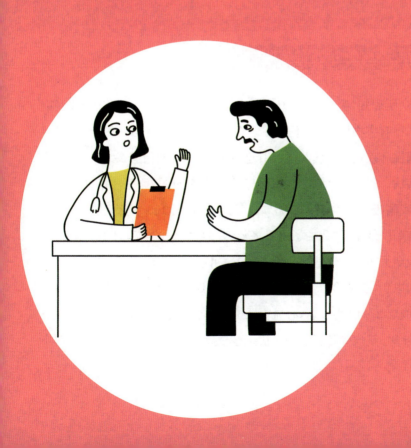

89. 日常生活中需要注意什么可以预防肺结节呢？

答：肺结节的诱发因素比较复杂，预防肺结节尽可能从高危因素方面避免。大家都知道，肺最怕烟，吸烟或长期处于二手烟的环境会影响肺健康，可能会诱发肺结节形成，所以呼吁大家戒烟、减少肺损害。日常生活中，做饭时可以戴口罩以减少油烟吸入，雾霾天气减少外出，如果外出也可以戴好口罩，以减少对肺部的不良影响，对预防肺结节有一定的好处。当然，还有一部分人因为职业因素可能会接触石棉、铀等，工作时一定要注意佩戴好防护工具。日常生活中坚持锻炼，也可以提升肺功能。

90. 戒烟的好处有哪些？

答：众所周知，吸烟有害健康，烟草中含有尼古丁、一氧化碳、致癌物等多种有害物质，吸烟不仅会导致呼吸系统相关疾病（如肺癌、慢性阻塞性肺疾病等），同时还会引起心血管系统、消化道系统、生殖系统等疾病。然而，即使如此，还是有无数烟民难以放下手中的烟。据统计，我国吸烟人数超过 3 亿，烟草每年使我国 100 多万人失去生命。总有烟民侥幸于"我抽了这么多年烟还是好好的啊"，还有人觉得自己吸烟很久再戒烟的意义就不大了。事实表明，戒烟越早越好，一旦戒烟以后，身体会产生一系列反应。戒烟 2 周后，血压、心率就会下降；戒烟 2~12 周以后，心血管系统及肺功能就会变好；戒烟 1~9 个月，咳嗽、咳痰等呼吸道的症状会逐渐减轻；戒烟 1 年以后，患心脏病的风险会降低50%；戒烟15年以后，相关患病率会慢慢恢复到不吸烟的水平，所以戒烟什么时候开始都不晚。

如果谈到这里，你依然坚持戒烟对你而言没什么用的话，那我们来看看二手烟对于身边人的危害。全国每年约10万非吸烟者死于二手烟，婴幼儿特别容易接触地毯、墙壁等三手烟残留处，三手烟在烟熄灭6小时后依然存在，污染持续时间比一二手烟更长，这给婴幼儿的身体亦带来极大的伤害。你的烟瘾会让身边人24小时处于有毒环境。

一手烟害自己，二手烟害身边人，三手烟害他人，为了你和他人的健康请尽早戒烟。当然，戒烟不易，如果你下定决心开始戒烟，可以制订戒烟计划，通过告知亲朋好友获得他们的帮助与支持、坚定戒烟信念；戒烟期间自觉远离有烟场所，保持健康的饮食、生活习惯，适当的锻炼有助于身体健康；如果烟瘾来临，也可以通过咀嚼无糖分的口香糖或者吃零食代替吸烟。对于烟瘾较为严重、无法自己完成戒烟的吸烟者，可以前往设有戒烟门诊的医院，在专科医生的指导下有效戒烟。希望还在吸烟的各位，从此刻起可以放下手中的香烟，让我们共享无烟环境，健康生活。

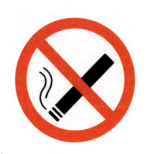

91. 我有肺结节了,生活上应该注意些啥?

答:随着大家的健康意识逐渐提高,通过胸部 CT 筛查出肺结节的概率也在增加。如果你查出有肺结节了,先不要惊慌,肺结节不等于肺癌。研究证明,筛查出的肺结节绝大部分都是良性的。建议大家重视筛查出的肺结节,通过专科医生的指导进行科学有效的随访、干预。如同在战术上重视敌人,是克敌制胜的现实保证。只有在战术上重视敌人,才不至低估敌人而产生麻痹轻敌思想;才能保持清醒的头脑,不至鲁莽蛮干,毕其功于一役。

大家也不要过于慌张、焦虑。在肺结节长期随访的过程中,需要保持良好的心态、规律健康的生活作息,均衡饮食;同时远离有烟环境,雾霾天气戴好口罩,做好防护,坚持适当的锻炼以提高机体免疫力。

92. 发现肺结节,可以怀孕生孩子么?

答:肺结节本身是不会影响怀孕生孩子的。这个问题其实应该是"发生肺结节后,是先处理肺结节,还是按计划怀孕生孩子"。如何做决定取决于是一个什么样的肺结节,如果是直径≤5毫米的纯磨玻璃结节,那么可以先怀孕生孩子,之后再来定期复查肺结节,根据变化情况做下一步的措施。因为根据现有的研究,直径≤5毫米的纯磨玻璃结节发展是很缓慢的,一两年之内不会有大的变化。并且根据现有的研究,女性在怀孕和哺乳期的激素变化也不会影响肺结节。

在哺乳期可以进行定期复查,因为这个时候的 X 线检查和 CT 检查不会影响女性身体健康,也不会影响乳汁成分变化。

如果结节直径>5 毫米或者是混杂磨玻璃结节,应由影像科、胸外科或者呼吸科医生评估肺结节的风险程度,然后再做下一步的决定。

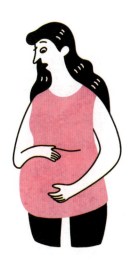

93. 做了胸片检查,对备孕有影响吗?

答:胸片即胸部 X 线检查。X 线有电离辐射,电离辐射超过一定的剂量,可以损伤细胞,改变 DNA 结构,对人体造成伤害。看到这里是不是感到很害怕了?注意"超过一定的剂量"!做一次胸部正侧位 X 线检查,辐射剂量只有 0.02 毫希沃特。

引起女性绝育的一次照射剂量为 2.5~6.0 戈瑞。引起男性暂时不育的一次照射的阈剂量约为睾丸吸收 0.15 戈瑞的剂量,绝育的阈剂量为 3.5~6.0 戈瑞。所以胸片的剂量是远远小于造成不孕不育的剂量。

那么是否会造成精子或卵子的损伤从而造成受精卵畸形呢？根据动物实验的数据,造成精原细胞损伤（非不育）的剂量也远远大于胸部 X 线的剂量。一个精子从产生到发育成熟需要 90 天左右,男性每天都有新的精子产生,精子在进入子宫与卵子结合的这个过程中相互竞争激烈,受到辐射影响的精子活性及质量下降,早期就会被淘汰,不会受精。对卵子也不会造成损伤,一般女性每月排一个卵,双侧卵巢轮流排卵,即使考虑有发生随机性效应损伤的可能,由于人体的修护作用,3 个月后排出的卵泡,就是全部经过重新代谢修复过的卵泡,都是正常的。一次胸片检查受到的辐射剂量相当低,对人体的影响微乎其微,所以做了胸片,并不影响大家备孕,如果担心可以隔 1 个月怀孕。

94. 做了胸部 CT 检查,对备孕有影响吗?

答：胸部 CT 是利用 X 线成像。X 线有电离辐射,电离辐射超过一定的剂量,可以损伤细胞、改变 DNA 结构,对人体造成伤害。看到这里是不是感到很害怕了？注意关键字是"超过一定的剂量"！做一次常规胸部 CT 检查,辐射剂量 5~7 毫希沃特；做一次低剂量胸部 CT,辐射剂量 1 毫希沃特左右,远远小于造成不孕不育的剂量。一般女性每月排一个卵,双侧卵巢轮流排卵,即使考虑有发生随机性效应损伤的可能，由于人体的修护作用，3个月后排出的卵泡，就是全部经过重新代谢修复过的卵泡，都是正常的。所以，建议备孕期的女性接受CT检查后3个月后怀孕是安全的。

95. 肺结节反复复查CT会导致新的癌变么？

答：一次常规胸部CT的辐射剂量5～7毫希沃特；一次低剂量胸部CT，辐射剂量不足1毫希沃特。根据国际放射防护委员会（International Commission on Radiological Protection，ICRP）制订的标准，人体最多能受7.0希沃特的辐射剂量（1希沃特＝1000毫希沃特）。辐射总危险度为0.0165/希沃特，也就是说，身体每接受1.0希沃特的辐射剂量，会增加0.0165的致癌概率。只有遭受100毫希沃特（0.1希沃特）以上的辐射量，人体患癌的概率才会有比较明显的增加。我国对放射工作人员的防护标准是每年剂量限值为50毫希沃特，5年内每年平均剂量上限为20毫希沃特。所以普通人每年做几次胸部CT检查是不会致癌的。

七

外科手术

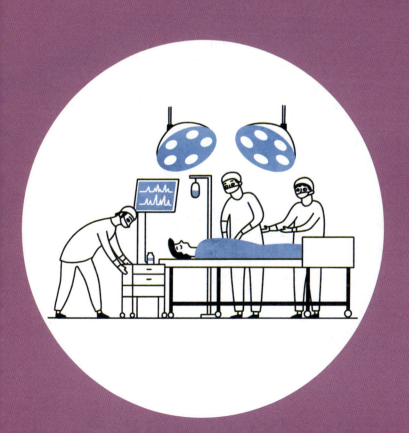

96. 肺结节的手术风险大吗？

答：一般来讲，肺结节的手术方式包括肺楔形切除术、肺段切除术和肺叶切除术。由于切除范围依次增大，其手术风险也依次增高。肺结节的手术风险包括术中麻醉相关风险（麻醉药物引起的呼吸、心脏抑制、深静脉穿刺损伤）、术中出血、术中邻近脏器损伤、术后胸腔出血、气胸等。但是，由于目前麻醉技术日益成熟，切割闭合器用于肺组织离断，以及手术技术的提高，术后引流的监测，肺结节手术风险相对可控。肺结节的手术出血量一般不超过 20 毫升，术后当天就可以下地，如果没有出血、气胸等并发症，术后第 2~3 天即可拔除引流管、出院。因此，在所有的胸外科手术中，肺结节手术风险相对较低。

97. 如果准备手术治疗肺结节，患者有什么可以准备的？

答：❶ 一般来说，肺结节的手术切除需要住院治疗。患者和家属应当安排好工作、生活，适当准备一些生活用品，做好住院准备。

❷ 患者和家属对于住院流程应该有所了解。住院前在门诊办理入院登记手续，等待医生通知。外地患者应该办理好医保变更手续。住院时间 7~10 天，包括 2~3 天的术前准备时间，和 3~5 天的术后恢复时间。术前评估内容包括肺结节的评估、心肺功能评估和一些常规化验检查。一般来说，肺结节术后恢复很快，术后当天可以下地，第 3~4 天可以拔除引流管。

❸ 了解肺结节的相关知识。肺结节是指肺部直径 3 厘米以内的病灶。一般来说，肺结节可分为三类：实性结节、混杂磨玻璃结节和纯磨玻璃结节。其中，混杂磨玻璃结节为恶性的可能性最大，接下来依次是纯磨玻璃结节和实性结节。恶性肺结节的病理由重到轻依次包括浸润性肺腺癌、微浸润性腺癌、原位癌，病理分级越轻，手术效果越好。

❹ 心理准备。前面一条已经提到，肺结节的手术风险可控，不需要过度紧张。大部分肺结节预后良好，手术效果较好。肺结节术后胸壁会遗留手术瘢痕，但是一般位于肋间，不太影响美观。

98. 什么是微创手术？

答：微创手术，英文名为 mini-invasive surgery，是指创伤相对比较小的手术。微创手术体现在很多方面，包括手术方式的改进、手术切口的减小、手术范围的缩小、手术入路的改进等，凡是在手术过程中，较传统手术减轻患者创伤的，都可以称之为微创手术。比如，胃肠道黏膜下的原位癌，传统手术需要做开腹胃切除、肠切除，现在内镜下即可完成切除。又比如，传统的肝癌手术需要做全麻开腹手术，现在可以通过局麻下经皮肤进行射频消融。肺结节的微创手术主要体现在手术切口的改进上。传统的肺手术需要开胸，甚至需要切除肋骨。20 世纪 90 年代以来，胸腔镜手术技术飞速发展，胸腔镜的操作孔也由四孔、三孔逐渐发展到单孔，对患者的损伤越来越小。在某种意义上，胸腔镜肺结节手术就是微创治疗肺结节的代名词了。

99. 肺结节都可以做微创手术吗？

答：目前，由于手术时间短、损伤小、恢复快，微创手术（包含胸腔镜下肺叶切除术、肺段切除术、肺亚段切除术和肺楔形切除术）已成为肺结节手术治疗的主流。那么，是不是所有的肺结节患者都可以做微创手术呢？首先，一部分肺结节患者是（暂时）不需要手术的。例如，一些较小的、形态规则、随访后缩小的结节，可以考虑观察。其次，在需要做手术的肺结节患者里面，仍然有一部分患者不适合行微创手术。例如，部分患者肺肿瘤累及气管；或者分期较晚、存在淋巴结转移，这些情况可能需要开胸手术才能完成根治；或者一些患者存在胸腔粘连，开胸肺结节手术可能更为安全。

100. 肺结节手术只是把小结节切掉吗？

答：肺结节的外科手术治疗是指通过外科手术的方法切除肺结节在内的部分肺组织。恶性肿瘤的治疗原则是完整切除，所谓完整切除要求手术切缘（切除肺组织和保留肺组织之间的切面）是正常的，不为肿瘤侵犯或累及的，而且，要求肿瘤距离切缘的距离应不少于 2 厘米。也就是说，肺结节的手术治疗并不是单独切除肺结节本身，而且要求包含一部分邻近正常肺组织。切除的正常肺组织越多，肿瘤的根治性越彻底。但是，切除肺组织过多可能造成术后肺功能下降。本质上，所有恶性肿瘤的治疗都是在兼顾根治性和保留相应脏器功能的基础上进行取舍的。肺叶切除是肺结节手术的标准术式，但是，近来研究表明,对于一些早期的肺癌,肺段切除、肺楔形切除可以达到相似甚至更好的治疗效果。

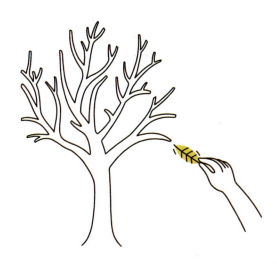

101. 什么是肺楔形切除术？

答：楔形切除,英文名为 wedge resection。所谓楔形切除,是指切除下来的肺组织呈楔形,它与肺叶切除、肺段切除是相对立的概念。肺叶切除、肺段切除是离断肺门的解剖性切除,而楔形切除是不离断肺门的非解剖性切除,其操作平面离肺门有一定距离,切除肺组织少,手术创伤小,风险相对较低。对于一些体积小,位于肺实质内的肺结节,常需要术前进行 CT 引导下定位,通过穿刺置入定位钩,作为手术的标志。

102. 什么是肺段切除术?

答: 众所周知,人类有左、右双肺,位于两侧胸腔内。天然肺裂把左肺分为两叶,右肺分为 3 叶。根据支气管的走行,肺叶又可进一步分为肺段,肺段还可以进一步分为肺亚段。顾名思义,肺段切除术是指单独切除相应肺段的手术。肺段切除术比肺叶切除术丢失的功能性肺组织少。这种手术方式越来越受到重视。

103. 什么是肺叶切除术?

答: 肺叶切除术是对肺叶进行完整切除的手术。人有 5 个肺叶,左肺 2 叶,右肺 3 叶。相应地,肺叶切除术共有 5 种手术方式:左肺上叶切除术、左肺下叶切除术、右肺上叶切除术、右肺中叶切除术和右肺下叶切除术。肺叶切除根治性高,切除后清扫淋巴结更为方便。由于肺叶切除术需要离断肺门血管,切除肺组织多。因此,手术风险相对较高。它适用于肿瘤体积较大,位置较深或有淋巴结转移的肺肿瘤。对于一些肿瘤侵犯肺门血

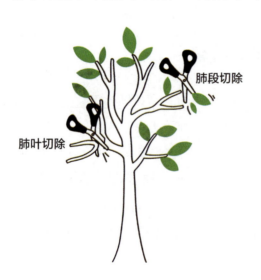

管、累及主要支气管的患者,可能需要行复合肺叶切除术,也就是说切除 2 个或 2 个以上肺叶,甚至全肺切除术,才能达到根治效果。

104. 什么是扩大根治术?

答:肺癌的扩大根治术是指合并切除肺癌侵犯器官、组织的肺癌根治手术。包括心包内扩大切除、自体肺移植、扩大胸壁及膈肌切除、扩大上腔静脉切除、扩大主动脉切除等。

105. 单孔手术是否一定比多孔好?

答:从肿瘤治疗效果角度来看,单孔胸腔镜下肺切除手术与多孔并无区别,而淋巴清扫数目、范围也相当。因此,两者治疗效果相当。从引发患者疼痛的角度来看,目前文献报道并不一致,一项研究认为,单孔胸腔镜可减轻术后早期疼痛。因此,目前对于单孔和多孔手术孰优孰劣并无一致意见。

八

中医中药治疗

106. 中医学是如何认识肺癌的?

答:中医文献中虽无肺癌之名,但根据其临床表现,可以归属于"肺积""息贲""咳嗽"等范畴。中医学对肺癌的认识是从整体观念出发的,认为它是一种全身性疾病,而肿瘤只是全身病变的局部表现,辨证为全身属虚,局部属实。

对肺癌的发生,中医学是从内因、外因两方面分析的,内因为正气不足,是发病的主要因素,在正气不足的基础上,六淫邪气等外邪乘虚袭肺,客邪留滞不去,影响脏腑气机,使肺部血行瘀滞,津停为痰,痰瘀交阻,结而成块,久而形成肿瘤。正如《医宗必读》"积聚"篇所言:"积之成也,正气不足,而后邪气踞之。"流行病学调查也证实,中老年为肺癌的高发年龄,45～65岁年龄段占患者总数的75%,死亡高峰在65～70岁。中老年常伴有慢性肺部疾患,或长期吸烟,耗伤肺之气阴;同时,随着现代工业的发展,空气质量每况愈下,雾霾、沙尘暴频频造访,亦或长期吸烟、长期吸二手烟。肺为娇脏,乃五脏六腑之华盖,邪犯首当其冲,肺气肃降失司,气滞不行,留瘀生痰,日久酿生癌毒,发为肺癌。

在肺癌防治上,中医学倡导"治未病"、"整体观念"和"辨证论治"的理念,根据对本病病因、病机的认识,调整身体状态,增强体质;雾霾天注意防范,自身戒烟、减少二手烟的吸入;合理饮食,减少痰湿内生,均可以有效降低发病风险。即便是对于发病后的患者,上述措施也有助于患者康复,避免病情出现反复。另外,如果在中医学辨证论治原则下,综合运用中药、针灸、推拿、导引等手段进行干预,对于肺癌的治疗则更为有利。刘嘉湘教授曾选择 304 例晚期原发性肺腺癌作为研究对象进行前瞻性对比治疗观察，证实以扶正为主的中药方剂能显著提高患者的1、3、5年生存率和中位生存期，提高患者的免疫功能。

107. 如何运用中医学防治肺癌化疗产生的消化道反应？

答：化疗是目前肺癌内科治疗的主要手段之一。化疗药物在杀伤肿瘤细胞的同时也带来较多的不良反应，如恶心、呕吐等消化道不适是化疗期间最常见的不良反应。这不仅给患者带来痛苦和不适，还在一定程度上影响患者对治疗的依从性。

中医文献中虽无关于化疗所致恶心、呕吐的记载，但根据其临床表现可以归为"呕吐"的范畴，认为其基本病机为脾胃失和、胃气上逆。临床辨证多为虚实夹杂证，以正气不足为本，以邪气阻滞为标，治疗多以益气健脾为主，辅以降逆和胃之药。同时，针灸治疗本病具有一定优势，通过针刺内关、合谷、足三里等腧穴，可有助于减轻化疗所致恶心、呕吐。此外，中医学认为肚脐作为一个重要穴位——神阙穴，与脾、胃、肾等重要脏腑关系密切，对胃肠功能具有强大的调节作用，通过脐疗同样可以防治化疗所致的胃肠道不适。海军军医大学第二附属医院中医科采用吴茱萸、黄连等中药打粉并以姜汁调和，外敷于以上穴位，可以有效地减轻患者恶心、呕吐程度，增强食欲，提高患者的生活质量。以上疗法可以根据患者病情，单用或者合用，必要时结合西医治疗效果更好。

108. 肺癌放、化疗骨髓抑制的中医中药防治有哪些？

答：放疗和化疗都可以引起骨髓抑制，表现为白细胞、红细胞和血小板三系的减少，其中以白细胞和血小板减少最为常见。白细胞的减少容易并发感染，血小板的减少容易导致出血，严重者可以危及生命，因此，临床影响放、化疗得以顺利实施。中医学认为，肾主骨生髓，肾藏精，精血同源；肝主藏血，肝肾同源。因此，临床多从调补肝肾入手来治疗和预防放、化疗引起的骨髓抑制。同时，脾胃为后天之本，气血生化之源，故益气健脾也是防治骨髓抑制的重要方法。所以，中医学在临床上多采取具有健脾益气、补益肝肾的药物或食物来防治放、化疗引起的骨髓抑制，常用党参、黄芪、女贞子、枸杞子、黄精、当归等药物。此外，针刺或艾灸足三里、脾俞、胃俞、肾俞等具有健脾、养肝、滋肾作用的腧穴，也有一定的临床效果。尽管中医改善骨髓抑制、提升血象的效果较重组人粒细胞集落刺激因子的疗效慢，但其作用相对更持久，且能同时改善患者整体的虚弱情况。

109. 如何运用中医中药治疗肺癌的并发症？

答：肺癌的常见并发症包括骨转移、脑转移、淋巴结转移、胸腔积液等。近些年，在中医药参与肺癌的综合治疗方面，医生们积累了一定的经验。临床根据肺癌并发症的类型和表现，在辨病与辨证论治相结合的治疗原则指导下，总结出了许多常用的用药经验。

❶ 肺癌骨转移：多由于邪毒炽盛，浸淫蔓延，加之素体肾气亏虚，

骨弱筋颓,无力抗邪,导致邪毒淫筋蚀骨,局部气血瘀滞,疼痛异常。临证多在扶正祛邪的主方中加用补肾化瘀通络之品,如补骨脂、骨碎补、制川乌、威灵仙、桑寄生、狗脊、自然铜、透骨草、地鳖虫、全蝎、蜈蚣、延胡索、徐长卿、乳香、没药等。

❷ 肺癌脑转移:多由于邪毒痰瘀流窜于脑、上蒙神窍,凝结聚集,化为有形癌瘤。临床常用化痰解毒、软坚散结的药物,如夏枯草、蜂房、蛇六谷、制南星、天葵子、白芷、川芎、全蝎、蜈蚣等。

❸ 胸腔积液:多由于肺脏受损,失于宣降,水道不通,浊毒痰饮聚集,导致悬饮内停。临床常用泻肺利水的中药,如葶苈子、桑白皮、龙葵、猫人参、猪苓、泽泻、防己、泽漆等药物。

110. 中医学对晚期肺癌患者并发胸腔积液有办法吗?

答:肺癌晚期患者常常出现胸腔积液,表现出胸痛、咳嗽、胸闷、气促、喘憋等症状。现代医学常使用胸腔内化疗(通过直接杀死侵犯胸膜的癌细胞)来控制病情,但临床许多患者特别是年老体弱者常常不能耐受,出现诸如胃肠道反应(如恶心、呕吐)、骨髓抑制(如白细胞计数降低)等不良反应。相比而言,中医中药治疗较为温和,患者易于接受。常用的方法如下。

❶ 中药口服。许多中药如葶苈子、泽漆、龙葵、猪苓、泽泻等口服对胸腔积液者有一定疗效,可减轻胸腔积液量,抑制胸腔积液复发,改善患者临床症状。

❷胸腔内注入中药现代制剂。通过向胸腔内注入榄香烯乳剂、鸦胆子油乳剂、康莱特注射液等,能使部分患者胸腔积液肿瘤细胞转阴,有效延缓胸腔积液发展,并可重复使用。

根据患者病情,还可将以上方法联用或者在西医胸腔内化疗基础上运用中药口服减毒增效,都能缓解病情,提高生活质量,延长生存期。

111. 中医学如何防治肺癌放疗后的放射性肺炎?

答:放射性肺炎是指正常肺组织由于胸部肿瘤经放疗后受到损伤而产生放射野内的炎症反应,急性期表现为渗出性炎症反应,慢性期表现为广泛肺组织纤维化,严重影响患者的生活质量。临床上主要以预防为主,现代医学针对急性期的治疗药物是糖皮质激素,而针对慢性期无特异有效的治疗方法。

中医学认为,放射线是一种毒热性杀伤因素,属热毒之邪,热能耗气伤津,灼伤肺脏,耗伤阴液,致血积于内,脉络失濡,从而导致肺纤维化形成。放射性肺炎为本虚标实之证,阴伤、气虚、血瘀、热毒是其基本病机,治疗时根据不同阶段采取滋阴、益气、化瘀、解毒等治法。同时临床研究已经证实,滋阴清热药(麦冬、天花粉、知母、沙参、玉竹等)、活血化瘀药(当归、赤芍、桃仁、红花、丹参、川芎等)、清热解毒化痰药(鱼腥草、金银花、连翘、芦根等)不但对肺纤维化及放射性肺炎有防治作用,并能提高肺癌放疗效果,改善患者的生活质量。其机制可能与抑制致炎因子和致纤维化因子的表达,保护血管内皮细胞、改善血液循环、缓解血管痉挛、抑制血小板聚集等作用有关。

放射性肺炎的严重程度决定了患者的治疗疗效及其预后程度，程度越重治疗效果及预后越差。中医药在防治放射性肺炎的发生方面有较明确的疗效，临床应对放射性肺炎的不同时期，进行针对性的治疗，以充分发挥中医药治未病的传统优势。

112. 肺癌化疗导致的周围神经毒性反应，中医学有什么好办法吗？

答：临床肺癌化疗后，患者常常出现四肢末梢麻木、疼痛、感觉障碍等，这些都属于使用化疗药物后导致的周围神经毒性反应。而这些看似渺小的问题却常常让患者难以忍受，疲惫不堪。现代医学在处置上缺乏有效的手段，寄希望于患者的自我恢复，但中医药在这方面的治疗确实有一定独到之处。下面给大家介绍几种常用方法。

❶ 中药口服。中医学多认为此病的病因是气滞寒凝、痰瘀阻络所致，治疗上常采用温阳通络、理气消痰、活血化瘀的方法。目前常用补阳还五汤、黄芪桂枝五物汤、当归四逆汤等方药进行加减，可有效改善患者的临床症状。

❷ 中药泡洗。通过药物直接作用患处而发挥治疗作用。如采用老鹳草、淫羊藿、川乌、川芎、红花等具有温经通络作用的中药煎煮后浸泡手足，可使患者手足麻木的神经毒性症状明显减轻，持续时间缩

短。海军军医大学第二附属医院中医科创制的消痰通络方外用，可以改善患者神经麻木症状。

❸ 针灸治疗。常用穴位为足三里、关元、气海、太冲、合谷等，采用补法为主，其整体效果优于运用腺苷钴胺注射的效果。

❹ 中药贴敷。该方法是将药物放置于皮肤、孔窍、俞穴及病变局部，激发经络之气，由表入里，发挥治疗作用，体现了中医简便易廉的特点。常用穴位为足三里、内关、膈俞、肺俞、丰隆等。

以上各种方法可单独或联合运用，以求尽可能缓解患者病情。

113. 中医中药治疗肺癌的现代医学机理有哪些？

答：目前，中医中药已经成为中晚期肺癌治疗的主要手段之一，其疗效也为广大从事中西医结合和现代医学的医务工作者所认可，主要表现为不良反应小，可明显提高患者生存质量和生存期，配合放、化疗还能实现减毒增效等。近年来，随着中医中药基础研究的发展，其治疗肺癌的机制也逐步被揭示，主要可归纳为以下几方面。

❶ 增强免疫功能。研究显示，运用中成药参麦注射液、活力胶囊、康莱特注射液、金复康口服液等对肺癌小鼠进行干预，可增加 T 细胞、自然杀伤细胞、淋巴因子激活的杀伤细胞、巨噬细胞等免疫细胞的数量，提高其杀伤活性，并能提高白细胞介素-2、干扰素、肿瘤坏死因子等具有抗肿瘤作用细胞因子的活性。

❷ 抑制肿瘤细胞增殖，诱导肿瘤细胞分化和凋亡。绞股蓝、北沙

参、人参、石见穿等中药及益肺抗瘤饮、榄香烯乳等均可通过抑制肿瘤细胞的细胞周期达到抑制肿瘤细胞分裂和增殖的作用。

❸抑制肺癌转移。很多中药都有抑制肺癌细胞转移的作用,如肺瘤平消煎对小鼠肺癌的抑瘤率达45.36%,对肺癌自发肺转移抑制率为53.99%;复方肺瘤平Ⅱ号高、中、低3个剂量组抑制Lewis肺癌转移率分别为39.7%、54.6%、64.1%;金荞麦根提取物能有效抑制黑色素瘤细胞在小鼠体内自发性肺转移。

❹逆转肿瘤细胞多药耐药。肿瘤细胞对化疗药物易产生耐药是目前肿瘤内科治疗的又一难题,而很多中药能够对抗肿瘤细胞的耐药。如大黄中的蒽醌类成分对肺癌耐药细胞有很强的杀伤作用;榄香烯不仅对耐药的肺癌细胞仍然敏感,且不易使肿瘤细胞产生耐药性,特别适用于已产生耐药肺癌的治疗。

❺抑制自由基。自由基的产生不仅导致肿瘤发生,还能加重病情。研究显示,固金磨积片、肺瘤平、扶正防癌饮等肺癌治疗药物均具有清除活性氧自由基、提高超氧化物歧化酶活性等作用,从而发挥其抗癌作用。

114. 肺癌患者如何选择饮食?

答:对于肺癌患者而言,食疗不失为自我调理的基本措施。中医学认为,食疗可以安脏腑、滋血气、排毒邪、清神志,这对于术后患者和放、化疗患者都非常重要。

同时中医学还认为,食物和药物一样具有特定的"气味":气指寒、热、温、凉四气;味指辛、甘、酸、苦、咸五味。不同"气味"的食物适应于不同体质的患者。如寒性、凉性食物为阴性食物,具有清热解毒、养阴生津之功,适合于肺癌患者放疗或伴发感染高热时服用。而热性、温性食物为阳性食物,具有温中、散寒和助阳的作用,适用于体质偏寒或病症属寒的患者。此外,食物的五味,对应了肺、脾、肝、心、肾五脏。一般而言,辛入肺,有散寒、行气、活血的作用,如生姜、大蒜等。研究表明,辛味食物可以促进胃肠蠕动,提高消化液的分泌,有利于血液循环和新陈代谢。甘入脾,有滋补、缓和之功,还能消除肌肉的紧张、增加食欲。酸入肝,酸味食物能使人增进食欲,具有健脾开胃、增强肝脏的功能。苦入心,有燥湿、泻下的作用。咸入肾,有软坚、润下的作用。由于肺癌患者病情复杂,所以临床应该根据病情,合理选择相应气味和功能的食物,才能更好发挥食疗的作用。

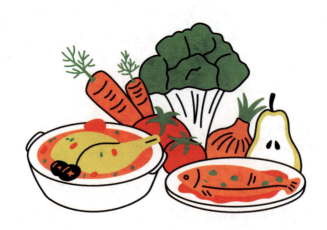

115. 肺癌患者如何进补？

答：中医学认为，肺癌是一种全身属虚，局部属实的疾病，因此适当进补，对于患者病情恢复具有一定帮助。现代医学也证实，许多补益中药可增强机体的非特异性免疫，在一定程度上可帮助患者术后恢复，以及预防术后复发。但临床进补应树立正确的观念，并遵循一定的原则。

首先，药补不如食补。药物都具有一定的偏性，即使是补益药物，同样具有一定的偏性，长期服用也会对人体产生一定的不良影响，而食物则不同，食物为日常所食用之品，性味相对比较平和，适合长期服用，而且方便实惠。其次，进补要以正确辨证为前提。中医认为，任何药物都有寒热温凉等偏性，患者应该根据自身病情和身体状况选择合适的药物，否则盲目进补不仅达不到有益的治疗效果，反而可能给机体带来不良影响，如本来体内热盛而服用人参、鹿茸温补之品，无异于火上浇油。第三，不可盲目认为补药价钱越高效果越好，须在专业医师的指导下，有针对性地选择，才能真正达到补益的效果。此外，对于市场上出售的一些补品或保健品，要保持清醒的头脑，不可盲从其广告宣传，更应当认准其批准文号、生产日期等。

116. 中医中药有哪些预防肺癌术后复发、转移的手段？

答：肺癌转移和复发是制约患者长期生存的关键。目前，中医中药在预防肺癌术后复发、转移方面积累了较丰富的经验。

❶ 静脉输注抗癌中药。常用的包括消癌平注射液、康莱特注射液等。这些注射液多从单味中药里面提取，经实验和临床研究具有明确抗肺癌作用，且由于其成分单一，静脉输注时不容易产生过敏现象。

❷ 口服中药扶正抗癌。中医根据每个人病情的不同进行合理的组方，进行个体化的辨证论治，一方面可以扶助正气，提高抗病能力；另一方面，辅以适当抗肿瘤中药，预防病情反复。

❸ 饮食疗法改善体质。中医学认为"药食同源"，患者可以在有经验的中医医生的指导下，辅以饮食调养，改善自己偏颇的体质，提高抗病防癌能力。如体内湿气较重，可多吃冬瓜、丝瓜等利水除湿食物；体内有热，可多吃苦瓜、梨等清热之品。

❹ 中医功法锻炼。中医学历来讲究保健养生，就肺癌患者而言，可以选择一些和缓的锻炼方式，常见的八段锦、太极拳等都能起到保健养生的目的。有人做过对比研究，发现太极拳能提高机体免疫力，对促进肿瘤患者康复大有裨益。

117. 肺癌放疗出现放射性心肌损伤后如何治疗？

答：放射性心脏损伤是肺癌患者接受放疗后的常见不良反应，分为急性和迟发性反应两大类。患者在接受照射后 24 小时内即可发生急性反应，而迟发性反应可发生在照射后 6 个月甚至更长时间内，临床以心包炎、心肌纤维化、心功能减退者为特征，可表现为发热、胸痛、乏力、活动后气短、呼吸困难等。

中医学认为本病系放疗后热毒灼伤血络，耗气伤津所致。火毒耗气伤津，故见乏力、低热、呼吸困难、活动后气短、口干少津、舌苔光红、脉细涩；气虚无力推动血行，或络破血溢，均可留而为瘀，出现胸闷、胸痛、舌见瘀斑等。针对本病热毒伤阴、气虚血瘀的病机，临床多以益气养阴、凉血通络为治法，选用黄芪、党参、百合、石斛、沙参、麦冬等益气养阴中药，配合赤芍、生地、仙鹤草、丹参、三七、地龙等凉血活血之品使用。

有学者以清热养肺汤方（金银花30克、北沙参10克、麦冬10克、赤芍15克、白花蛇舌草30克、肺形草30克、生地20克）作为肺癌放疗后不良反应的主方，出现放射性心脏损伤者按照以上原则加用益气养阴、凉血活血的药物，疗效显著。

118. 中医中药如何治疗肺癌患者放、化疗后出现的便秘？

答：便秘是肺癌患者放、化疗后最常见的症状之一。中医治疗便秘，强调从整体观念出发，便秘之病位在大肠，肺与大肠相表里，肺癌患者本肺气已虚，反复手术、放化疗后更加耗气伤阴；久病及肾，导致气血阴阳精气俱虚，肠道失濡，而成便秘，故临床上肺癌患者的便秘以虚秘肺肾两虚最为多见。治疗上不可妄用大黄、芦荟、番泻叶等攻下之品，而宜补其虚润其燥，采用"寓通于补"之药，如黄芪、白术、肉苁蓉、当归、生地、郁李仁等润肠通便药。其次，穴位按摩疗法作为中医治疗中一个重要组成部分，可作为肺癌患者并发便秘的辅助治疗措施。通过按摩中脘、气海、天枢、上巨墟、足三里等穴位,借助经络传导,可增强肠胃蠕动,促进肠道津液分泌,软化大便,并可促进低下的排便反射,恢复便意。

119. 肺结节患者到底能不能吃枫斗、虫草、灵芝等补品?

答:在临床上,常有患者会问:"医生,我有肺结节,能不能吃一些补品来增加免疫力?"市场上也确实有许多打着"增强免疫力"旗号的保健品,最受老百姓欢迎的有铁皮枫斗、冬虫夏草、灵芝孢子粉。这些都是以中草药为原料制成的保健品,肺结节患者到底能不能吃呢?

中医学认为,所有中药都有寒热温凉的药性之分,进补有讲究,需因人而异、因时而异。

枫斗,性微寒,味甘,归胃、肾经,益胃生津,滋阴清热。体质偏热的患者,平时表现为怕热,喜冷饮,舌红苔薄脉细滑者,可适当进补一些枫斗;如在夏季天气炎热,患者易出现口干舌燥等不良反应,此时可服用枫斗,能益胃生津,缓解症状。

冬虫夏草,性温,归肺、肾经,补肺气,益肾精。体质偏寒的患者,平时表现为怕冷,喜热饮,舌淡苔白脉细者,可以适当进补一些冬虫夏草,温补肺气、益气固表,提高患者的免疫力,改善生活质量。

灵芝,性平,能补气养血,养心安神,止咳平咳。体质平和,无偏寒、偏热征象的患者,可以适当服用。值得注意的一点是,有临床报道,部分肿瘤患者在服用孢子粉后可出现肿瘤指标 CA724 升高的现象,此时不必多虑,往往在停服后其指标可恢复到正常水平。

因此,肺结节患者如需要进补,服用枫斗、虫草、灵芝等保健品,建议到医院寻求专业的中医医生进行指导,以到达最佳的补益目的。

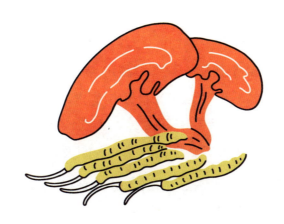

120. 治疗肺结节常用的"祛邪"中药有哪些?

答:祛邪法是中医学治疗肺结节的重要治法之一。常用的祛邪中草药可分为以下几种。

❶ 消痰散结药:如制半夏、天南星、浙贝母、猫爪草、石菖蒲、泽漆、皂角刺、牡蛎等。痰浊是人体内津液代谢失调所产生的病理产物,既是结节等病灶的组成部分,也是促进肿瘤产生的"温床",更是促进肿瘤转移的"催化剂"。消痰散结中药具有燥湿化痰、利湿解毒、散结消症的功效,可针对肺结节"痰邪"这一重要病机发挥治疗作用。

❷ 清热解毒药：如黄连、黄芩、黄柏、菝葜、重楼、大黄、败酱草、藤梨根、金钱草、土茯苓、半边莲、半枝莲、白花蛇舌草、紫草、蒲公英、牛蒡子、虎杖、槐花、地榆、蛇莓、马尾连、野葡萄藤等。此类药物针对"热毒"这一核心病机，具有清热解毒抗癌的功效，是治疗肺结节伴有热毒症状的常用药物。

❸ 以毒攻毒药：如全蝎、蜈蚣、乌梢蛇、狼毒、天龙、干蟾皮、斑蝥、砒霜、露蜂房、附子等。此类药物根据中医"以毒攻毒"的理论，针对肺结节具有明显恶性倾向的病机发挥作用。因多数药物具有一定毒性，临床应用时应严格控制药物剂量，必须在中医医生指导下服用。

❹ 活血化瘀药：如丹参、桃仁、红花、姜黄、丹皮、赤芍、血竭、莪术、三棱、乳香、没药等。中医认为，有形结块往往是"痰浊瘀血"搏结而成，适当应用活血化瘀药物能够有助气血运行，促进结节的消散。但应用此类药物要遵循"辨证论治"的原则，如不加辨证，大剂量使用活血化瘀药物容易导致出血等不良反应。

药理研究证实，上述祛邪中药多具有抗炎、改善局部微循环、抑制肿瘤细胞增殖、诱导肿瘤细胞凋亡、抗肿瘤新生血管或微淋巴管内皮增殖等多种作用，对肺结节的治疗有一定帮助。

121. 治疗肺结节常用的扶正中药有哪些？

答：中医学认为，"邪之所凑，其气必虚"，就是说人体某个脏腑器官之所以会出现病症，肯定是因为其存在正气不足的基础，才会导致邪气侵袭而发病。结合临床来看,肺结节的形成也非一日而成,随着结节增大,患者会出现咳嗽、咯痰等症状,体现出肺脏的受损。因此,扶正也是中医药治疗肺结节的基本治法之一。

结合人体气血阴阳虚衰的病理偏向,中医临床将扶正药物分为补气药、养血药、温阳药和滋阴药四类。

❶ 补气药:如人参、党参、太子参、西洋参、白术、怀山药、茯苓、大枣、炒薏苡仁、炒白扁豆等,用于乏力、神疲、气短、自汗、纳少、易感冒等气虚证候。

❷ 养血药:如当归、白芍、熟地、阿胶等,用于面色淡白或萎黄、头晕眼花、心悸失眠、手足麻木等血虚证候。

❸ 温阳药:如鹿茸、仙灵脾、仙茅、肉桂、补骨脂、续断、杜仲、桑寄生、灵芝、冬虫夏草、沙苑子、肉苁蓉、菟丝子等,用于畏寒、肢冷、小便清长、大便稀薄、面色㿠白等阳虚证候。

❹ 滋阴药:如熟地、紫河车、山茱萸、五味子、北沙参、石斛、玉竹、女贞子、墨旱莲、龟甲、鳖甲、黄精、制何首乌、麦冬等,用于形体消瘦、口燥咽干、五心烦热、潮热盗汗等阴虚证候。

现代药理学证实,扶正类中药能增强机体免疫功能,加强DNA修复功能、抗基因突变、诱导肿瘤细胞分化、促进癌细胞凋亡等非直接杀伤作用来消除炎症、防止癌变、控制肿瘤生长。

九

营养问答

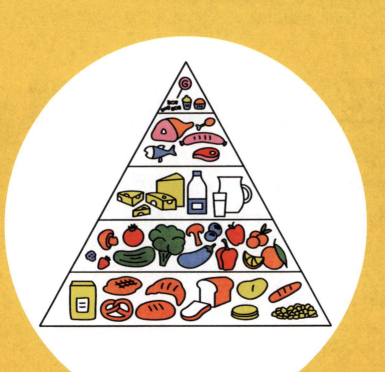

122. 肺癌/肺结节的营养防治原则?

答: ❶ 保持健康体重,积极从事身体活动。

❷ 以植物性食物来源为主:①适当多摄入豆类和谷物,限制精加工的淀粉性食物;②保证充足的蔬菜、水果;③多吃富含抗氧化的浆果、番茄等水果、蔬菜;④多吃含植物化学物的食物。

❸ 限制红肉,避免加工肉制品。

❹ 限制酒精饮料。

❺ 限制盐的摄入量,清淡饮食。

❻ 对于婴儿,提倡母乳喂养。

123. 对于肺癌手术,放、化疗患者怎么进行临床营养支持治疗?

答: ❶ 营养状况良好或仅有轻度营养缺乏,估计自然饮食能够满足需要的患者,在手术、化疗或放疗时无需特殊的营养支持治疗。

❷ 发生严重营养缺乏或因胃肠道疾病,估计患者的饮食摄入不足超过1周,应给予肠内或肠外营养支持治疗,且同时进行抗癌治疗。

❸ 对于化疗或放疗无效的进展期癌症患者,不主张静脉营养支持治疗。

124. 肺癌患者营养支持的治疗途径怎么选择?

答:对于中度营养缺乏和围手术期不能进食的患者,可根据患者的个体状况选择不同的途径。①经口进食:只要患者能够经口进食,就应鼓励尽量经口进食;不能经口进食或进食量不能满足机体需要者,可以通过鼻饲途径给予肠内营养支持。②静脉营养:对于癌症晚期和围手术期患者,可选择静脉营养支持治疗。

125. 肺癌患者发生恶病质的营养治疗有哪些?

答:❶ 一般治疗:①鼓励患者下床活动;②放、化疗时不要盲目地为患者更换食物;③避免偏食、挑食;④少食、多餐;⑤患者与家属共同进餐,促进食欲;⑥向患者说明饮食宜忌;⑦鼓励卧床患者自己进食;⑧告知患者尽量进食,使患者相信进食与治疗和康复密切相关,甚至比药物还重要。

❷ 营养支持治疗:对于中度以上的营养不良,不能进食和进食困难的患者,酌情给予营养支持治疗。

❸ 药物治疗:主要用于能进食又无明显吸收障碍的患者,目的是提高患者食欲、改善消化功能。

126. 肺癌患者化疗前如何进行营养干预?

答:❶ 无营养不良的患者无需特殊营养治疗,可按正常饮食安排。

❷ 轻、中度营养不良患者,建议在营养师指导下调整饮食结构或口服肠内营养制剂进行补充。

❸ 重度营养不良的患者,应在营养师指导下进行营养治疗 1～2 周后再接受手术治疗,否则易导致术后感染发生率增高、伤口愈合延迟等。

❹ 饮食原则为高蛋白、高能量、高维生素膳食。常规饮食不能满足能量需要的,应口服补充肠内营养补充剂。

❺ 肥胖的患者则应进食低能量、高蛋白、低脂肪的食物,适当控制体重,防止术后由于体脂肪过多影响伤口愈合。

❻ 饮水呛咳的患者治疗前应避免进食流质的食物或饮料,减少肺部感染风险,必要时可安置鼻饲管。手术前 1 天,以清淡饮食为主,不可吃得太多、太饱。

127. 肺癌患者放、化疗期间饮食应该注意什么?

答:饮食搭配要多样化,不能偏食,避免总吃一种食物。进食时如感恶心,餐前可以嚼几片生姜。同时,要保持大便通畅,多吃芦笋、芹菜、香蕉等食物。最重要的一点是切忌过饥、过饱,切忌食用黏腻厚味较重的食品,以免引起食欲不振。

128. 肺癌患者放、化疗后如何进食?

答:术后宜尽早恢复经口进食或给予口服肠内营养补充剂,促进消化、免疫功能恢复。

饮食原则：由少到多、循序渐进，先由清流食或流食，逐步过渡到半流食，膳食安排要营养充足，细、软、烂，如米汤、面糊、藕粉、菜泥、肉泥、酸奶、蛋羹、肉末粥等。经过一段时间后再逐步过渡到软食或普通膳食，避免辛辣刺激的食物。如合并慢性阻塞性肺疾病导致呼吸困难、心累气紧患者，需减少碳水化合物（如米饭、面条等主食）地摄入，仍建议在营养师指导下选择食物或肠内营养制剂。术后患者需加强肺功能锻炼及逐步恢复体力活动，避免久卧。

129. 肺癌患者放、化疗后吞咽困难，可以炖汤给患者补充营养吗？

答：研究表明，汤的营养只有原料的5%～10%，主要是一些维生素、无机盐，大部分营养特别是蛋白质都留在了食物渣里，建议患者能吃的，尽量汤和渣一起吃，除非消化能力差、病情限制不能吃食物的渣。

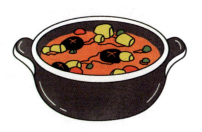

130. 癌细胞生长需要营养，那么减少营养摄入通过饥饿饿死癌细胞可行吗？

答：不给营养，细胞就不能发挥生理功能，而肿瘤细胞仍然会掠夺正常细胞的营养,结果饿死的只能是患者本人。而且患者发生营养不良导致并发症更多,生活质量更低、临床预后更差、生存时间更短,所以营养支持是肿瘤患者的基本治疗措施。

131. 有些食疗保健品宣传有抗癌的功效,而且保健品本身比药品安全,是否可用于治疗?

答: 许多食品有一定的辅助抗癌作用,但目前还没有可靠的医学证据证实,特殊食疗能延缓肿瘤进展、治愈肿瘤或预防复发。如果得到一些食疗偏方的信息,应当及时向医生咨询了解是否具有抗肿瘤作用,至少不能影响肿瘤治疗。

132. 听说鱼、肉、蛋、鸡、鸭、鹅等是发物,会加快肿瘤生长,肺癌患者需要忌口吗?

答: 实际上,上述动物肉、蛋都是优质蛋白来源。提高饮食中的蛋白质比例能明显提高肿瘤患者的体能及生活质量,延长生存时间。盲目忌口只能使患者的营养状况日趋恶化。肺癌患者的忌口应该因病而异,因人而异,因治疗方法而异。完全素食不利于肿瘤患者,荤素搭配才是最佳选择。

主要参考文献

1. 中华医学会呼吸病学分会.早期肺癌诊断中国专家共识(2023年版)[J].中华结核和呼吸杂志,2023,46(01):1-18.
2. 中华医学会肿瘤学分会,中华医学会杂志社.中华医学会肺癌临床诊疗指南(2023版)[J].中国综合临床,2023,39(06):401-423.
3. 高娅芬,毛玲红,金爱华.中医辨证施护对中晚期非小细胞肺癌老年患者生活质量及免疫功能的影响分析[J].中华现代护理杂志,2021,27(12):1637-1641.
4. ADAMS S J, STONE E, BALDWIN D R, et al. Lung cancer screening[J]. Lancet, 2023,401(10374):390-408.
5. International Association for the Study of Lung Cancer (IASLC) Early Detection and Screening Committee. Air pollution and lung cancer: a review by international association for the study of lung cancer early detection and screening committee[J]. J Thorac Oncol, 2023,18(10):1277-1289.
6. LANCASTER H L, HEUVELMANS M A, OUDKERK M. Low-dose computed tomography lung cancer screening: clinical evidence and implementation research[J]. J Intern Med, 2022, 292(1):68-80.

7. QIU H, CAO S, XU R. Cancer incidence, mortality, and burden in China: a time–trend analysis and comparison with the United States and United Kingdom based on the global epidemiological data released in 2020 [J]. Cancer Commun (Lond), 2021, 41 (10): 1037–1048.

8. THAI A A, SOLOMON B J, SEQUIST L V, et al. Lung cancer [J]. Lancet, 2021, 398(10299): 535–554.

图书在版编目(CIP)数据

肺结节科普问答/范丽主编. —上海：复旦大学出版社,2024.10
(胸部重大慢病科普丛书)
ISBN 978-7-309-16979-9

Ⅰ.①肺… Ⅱ.①范… Ⅲ.①肺疾病-防治-问题解答 Ⅳ.①R563-44

中国国家版本馆 CIP 数据核字(2023)第 172257 号

肺结节科普问答
范　丽　主编
责任编辑/王　瀛

复旦大学出版社有限公司出版发行
上海市国权路 579 号　邮编：200433
网址：fupnet@fudanpress.com　http://www.fudanpress.com
门市零售：86-21-65102580　团体订购：86-21-65104505
出版部电话：86-21-65642845
上海盛通时代印刷有限公司

开本 890 毫米×1240 毫米　1/32　印张 3.875　字数 86 千字
2024 年 10 月第 1 版
2024 年 10 月第 1 版第 1 次印刷

ISBN 978-7-309-16979-9/R·2053
定价：68.00 元

如有印装质量问题，请向复旦大学出版社有限公司出版部调换。
版权所有　侵权必究